JN097607

# 働くひとのための養生と漢方

「一に養生、二に薬」と言われます。
医療の目的は健康です。
東洋医学ではあるべき食事と生活を教えてくれます。
現代生活に調和した養生はどうあるべきか。
一緒に考えてみましょう。

# 目次

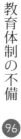

# はじめに

本書は、勤労者を対象として執筆したものです。

内容は、建設業労働災害防止協会発行「建設の安全」誌の健康管理コーナーに二〇〇二年から二〇一五年にかけて年2回掲載された28編と、労働調査会発行「労働安全衛生広報」二〇〇九年九月号から二〇一〇年八月号にかけて毎月掲載された12編の中から食養生関係の内容を元にして、竹本夕紀氏にイラストを依頼して、編集し直してみました。

本書「養生と漢方」は、日常生活における漢方医学の知恵をまとめてみたものです。薬を用いないで、健康な毎日を過ごすために知っておいて良い知識です。

実現困難な内容については日々の目標あるいは注意としてご理解ください。

近年、健康に関連する情報はますます増大し、氾濫しています。西洋医学の常識だけでは判断できないことが少なくありません。必要なものと不要なものを選択していく上で、東洋医学の陰陽を基本とした考え方は、令和の時代においてはさらに役立つことでしょう。

関係各位のご協力に心より感謝申し上げます。

令和元年6月1日

# 食養生

# 冷え症を食事で治す

薬を服用する前に、冷え症を治すことのできる、日常生活の注意についてお話しいたします。

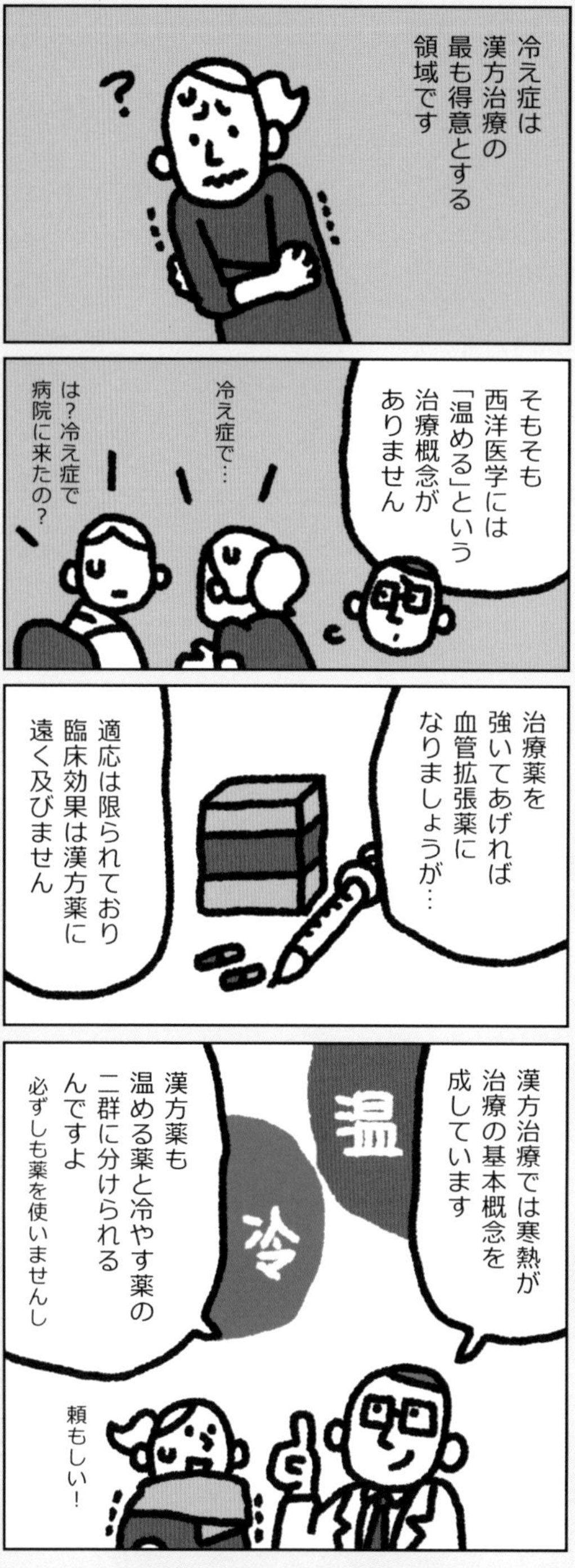
冷え症は漢方治療の最も得意とする領域です
？
そもそも西洋医学には「温める」という治療概念がありません
冷え症で…
は？冷え症で病院に来たの？
治療薬を強いてあげれば血管拡張薬になりましょうが…
適応は限られており臨床効果は漢方薬に遠く及びません
漢方治療では寒熱が治療の基本概念を成しています
温
冷
漢方薬も温める薬と冷やす薬の二群に分けられるんですよ
必ずしも薬を使いませんし
頼もしい！

## 動かないと冷える

脳出血などで半身不随になった人の麻痺した手足は大抵冷たいものです。動かない、あるいは動かせないから冷えるわけです。このような冷えを薬で温めようとしても無理があります。一日中家でじっとしている人の手足は可能であれば動かしてあげたいですね。人は動くことで局所の循環が保たれます。

現代は運動不足の人が多いです。麻痺もないのに、外気の冷たさを嫌って室内に閉じこもって安静にしていれば、冷えやすくなるのは当然でしょう。

「一身動けば一身強まる」。「人間、足からあがる」。「隠居三年」。これらは健康のために、いかに運動が大切かを示した名言です。皆さんは運動しておられますか。

## 冷気に耐えられる冷え

健康な子供は熱のかたまりです。だからこそ、冬の寒さの中でも元気に走り回ることができるのです。彼らの手足の冷えは外気の冷たさに耐えられている証明でもあります。

大人も皮膚を鍛えることで冷えや寒さに強くなることができます。乾布摩擦、冷水摩擦、サウナ後などの冷水浴にはそうした効果があるようです。水泳、冬季のジョギング/ウォーキングには運動だけでなく、寒風に身をさらすことで皮膚を鍛えていく効用があります。

筆者は時々冷え症の患者さんに、入浴して充分温まった後に10秒間の冷水シャワーをお勧めしています。かける順番を足、顔、背中とすると比較的抵抗が少ないと思います。怖くてとても出来ないという人も多いのですが、これだけで冷えが改善した人は少なくありません。湯冷めしやすい人は一度試してみてください。
勿論、心臓に不安のある人はしないでくださいね。
（水療法は大友一夫先生に教えて頂きました。）

# 食事で冷える

体を冷やす飲食物の害についてはあまり知られていません。栄養学に寒熱の概念がないからでしょうか。

漢方医学では寒熱を基本とした病態概念を認識しています。古人はその作用を陰（冷やす）か、陽（温める）かで整理しました。冷たいもの（陰）は冷やし、温かいもの（陽）は温めます。この陰陽の考え方は薬だけでなく食事についてもあてはまります。

肉魚などの動物は陽で、植物は陰です。野菜は陰ですが、温めて食べることで調和がとれます。生で食べてよいのは夏などの暑い時期に限られます。冬に生野菜、果物は体を冷やすので良くありません。

総じて、暑い地域でとれた食物は体を冷やし、寒い地域の食物は体を温める傾向があります。熱帯の果物、砂糖は体を冷やします。りんごは寒い地域で採れるため、果物としては冷やす作用は比較的弱いとされますが、それでも冷える人は少なくありません。

乳製品は動物性ですが、体を冷やします。牛乳は温めても冷やします。赤ちゃん（本来、熱が主）のためにあるので、陰に属します。

冷え症に動物食（陽）は良いかというと、動物は瘀血《おけつ》（血液がスムースに流れない病態）を作って循環を悪くします。肉は少ない方がいいのです。

食事の冷やす作用には個人差があります。運動をしている人は、運動で熱を産生しますので、多少の冷やす食事をとっても悪影響は少ないはずです。

元気でよく動く子供は、お菓子、果物、牛乳を好みますが、それらで体の熱を冷ましているのですね。

しかし、運動をしていない人、あるいはあまり運動できない人に冷やす食物は良くありません。

牛乳を飲まなかったらカルシウムはどう摂取するのだ?ヨーグルトを摂らないと便秘してしまう!高齢者の方からそんな悲鳴が聞こえてきそうですね。

## 冷やす食事の見つけ方　～大好物が怪しい！～

漢方医学では冷えによる身体症状として、下痢、腹痛、鼻炎症状、咳嗽、頭痛、種々の疼痛などを認識しています。入浴して改善する症状の多くは冷えが関与しています。こういう人は一度、食事で体を冷やしていないか、検討してみてはいかがでしょうか？

砂糖類、果物、生野菜、乳製品の中で、大好物はありませんか？止めることなど絶対できないという食事はありませんか？

もしあったら量を半分にしてみてください。可能であれば全て止めてみて、症状の変化を観察してみてください。慢性疾患であればできれば1ヶ月、短くて1週間、大好物を休んでみてください。食事が原因であれば症状になんらかの改善が認められるはずです。

皮肉なことに、人は体に悪い食物ほど好きで、いくら言われても止められません。止めにくい飲食物ほど体調を悪化させているのです。

## 食事以外に冷やすもの

何よりも喫煙でしょう。代表的な血管疾患は閉塞性動脈硬化症です。足の動脈が閉塞して痛みで歩行できなくなります。重症化すれば足が壊死に至りますが、初期症状は冷えです。必要な治療は血管拡張薬より禁煙です。ニコチンの血管収縮作用は強力です。どんなに高価なお薬の効果もタバコ1本でぶっ飛んでしまいます。愛煙家の冷えは極めて難治です。禁煙しないで良くなる人は皆無です。

アルコールについては酒などの醸造系は温め、ウィスキーなどの蒸留系は冷やすと言われていますが、どちらも長く飲んでいると、赤ら顔、手足のほてりなど体に「熱を貯めていく」ケースが多いようです。慢性疼痛を有する人では痛みを悪化させている場合があります。お酒が痛みにどう関与しているかは休酒してみないとわかりません。治療効果は、休酒を嫌がる人ほど有効です。

みかんは1日10個から1個に減らしました。1日12～15個食べていた、いちごは止めて頂きました。すると、夜間尿が3～4回と半分以下に減少し、眠れるようになりました。血圧も150/80mmHgに低下しました。

1ヶ月後、小便の回数が減少し、おむつパットの使用が減じました。

2ヶ月後、尿失禁は日中立ち上がるときはありますが、夜間は尿意がわかるようになり、漏らすことがなくなりました。

でもご本人は果物だけが楽しみなのにと不満そうでした。

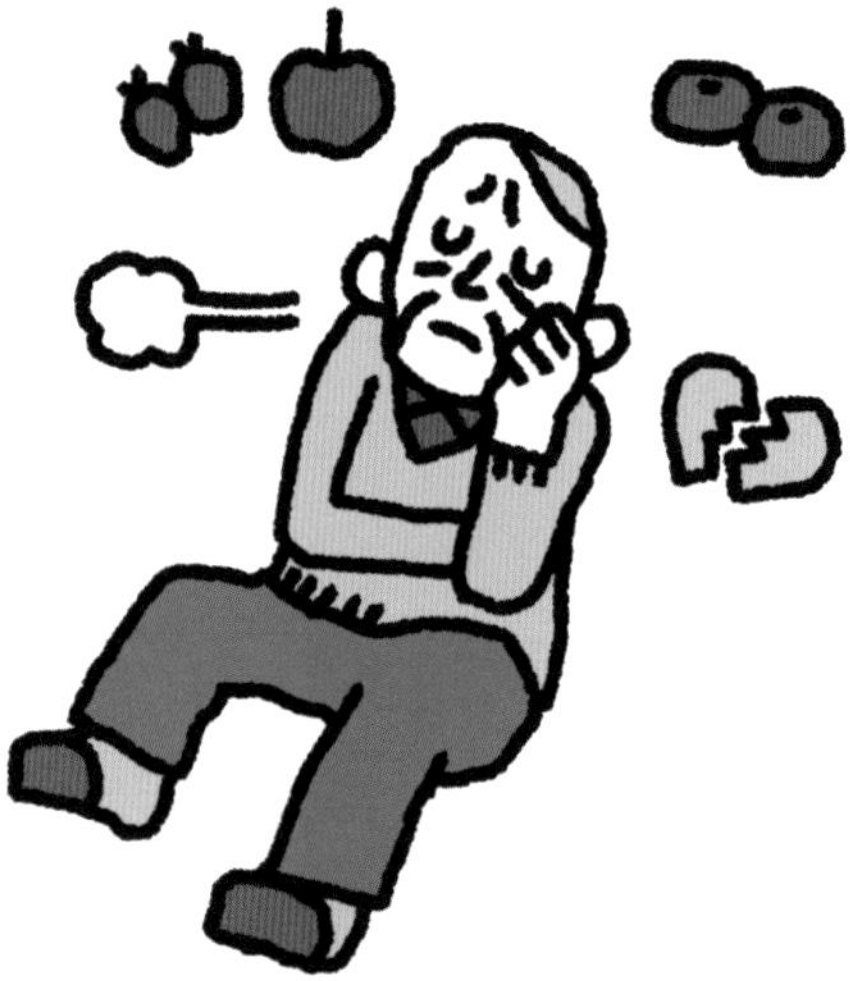

## case. 01 飲食物の注意により改善した尿失禁の一例

症例は82歳、男性です。主訴は尿漏れです。

8年前、前立腺癌手術施行後、尿漏れしやすくなり、1年前からは一日中パットをあてていました。立ち上がるときによく漏れます。夜間尿は5～6回あり、睡眠も充分ではありません。近医に勧められ8月末に受診されました。飲酒、喫煙はしていません。

身長156cm。体重55kg。体温36.1℃。血圧117/57 mmHg。脈拍数69/分。中肉中背。漢方医学的には虚でも実でもなくその中間でした。

八味地黄丸《はちみじおうがん》など、いくつかの漢方薬を服用して頂きました。しかし、殆ど変わりませんでした。12月末寒くなり、尿は昼8回以上、夜間は7～8回に及び安眠できません。血圧も上昇し、180/90 mmHgにも達しました。

そこで冷やす食事についてお話してみました。果物が冷やすと聞くや否や、にわかに表情を曇らせ、ガックリと首を垂れました。果物は彼の大好物だったのです。あまりの落胆ぶりに、これが症状悪化の原因に違いないと確信しました。

## まとめ

現代の勤労者は、体調が悪いとすぐ薬に走る傾向があります。鼻水がでる程度で風邪と思いこみ、薬局で薬を購入しようとします。適当な薬がないと、次には高価なサプリメントに走ります。しかし、人間の体は薬やサプリメントがなくても、充分機能できるように作られています。漢方医学を学習していると、我々がいつからか、生活の中に役立ってきた健康の知恵を失っていることに気づかされます。体調の不良は、飲食、運動など、日常生活の注意でかなり改善できるのです。薬は、症状の改善が不十分なときにはじめて、用いるべきなのです。

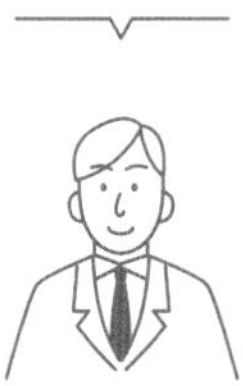

初出「労働安全衛生広報」12, 2009.

# 見直される食養生の知恵

東日本大震災以来、食に関する関心が高まっています。

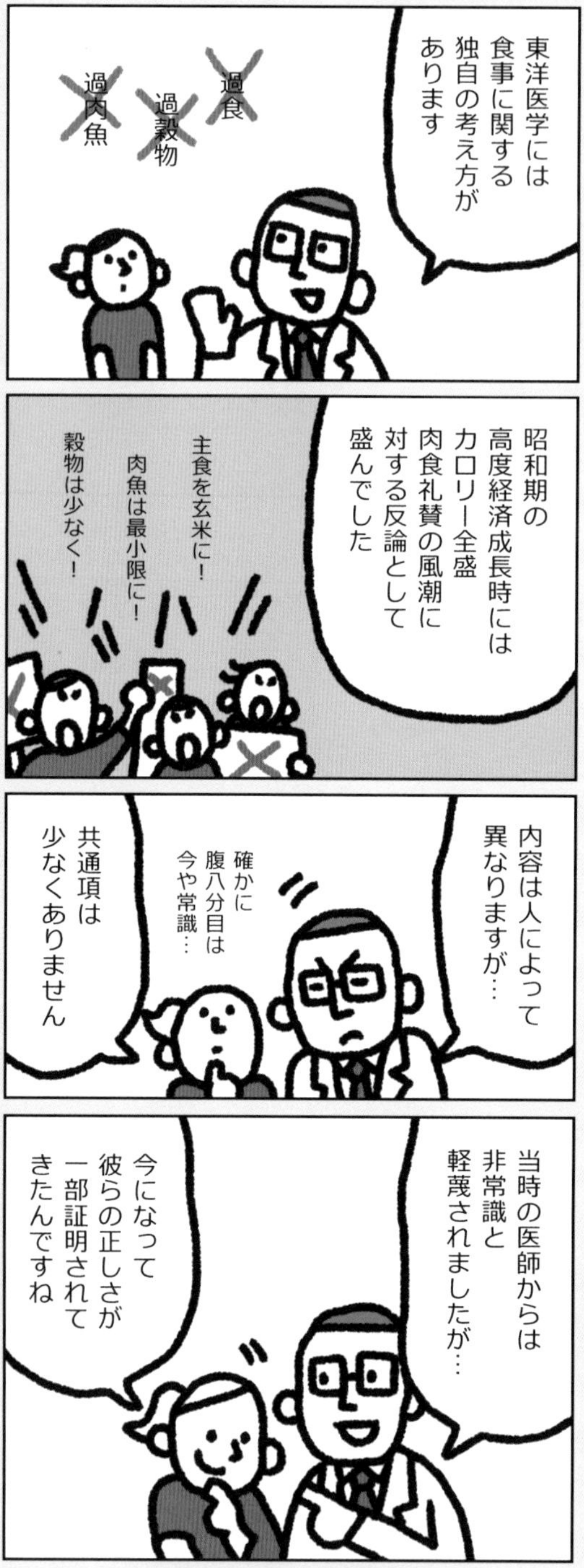
東洋医学には食事に関する独自の考え方があります
過食
過穀物
過肉魚
昭和期の高度経済成長時にはカロリー全盛肉食礼賛の風潮に対する反論として盛んでした
主食を玄米に！
肉魚は最小限に！
穀物は少なく！
内容は人によって異なりますが…
確かに腹八分目は今や常識…
共通項は少なくありません
当時の医師からは非常識と軽蔑されましたが…
今になって彼らの正しさが一部証明されてきたんですね

# 食事の量を少なくする

日本人の食習慣が1日3食になったのは、江戸時代の元禄以降と言われています。フランシスコザビエルが来日した、16世紀頃の日本人は1日2食で、皆やせているが、よく働き、元気であるとの記述があるそうです。

1日3食の人が急に1食抜くと、空腹で低血糖になります。たくさん食べた後ほど、空腹感がよけい強くなるものです。でも少なく食べることに慣れると、空腹感は減ってきます。1日2食に慣れると、胃腸の休む時間が増えるので、胃腸の働きが良くなります。胃腸の調子の優れない人は、薬などに頼らず、1食休んでみてください。それだけで結構良くなります。実は、皆さんが調子の悪いときに無意識に行っていることでもあります。

「胃腸の具合が悪くて食べられないんだよ」とネガティブにならず、「胃腸の具合が悪いので1食抜いているんだよ」とポジティブな心持ちで1食抜いてみてください。

基礎研究で20〜30％食事を減らした老化マウスが、食事を減らさない群に比較してより1.4倍長生きをしたと報告されました。この研究結果は、衝撃的であり、現代医学に対して発想の転換を促しました。

食事を減らすことの効用は身体だけではありません。心療内科では精神に対する治療として断食を入院して行うことがあります。断食を行いますと、頭が冴え、自律神経が落ち着きます。どんな病気にもよいわけではありませんが、心に及ぼす食事の効果には絶大なものがあります。

## 穀物を少なくする

私の漢方の師匠である小倉重成先生（一九一五―一九八九）は、玄米菜食1日1食、さらにマラソン1日10キロを日課にし、入院患者にも勧めておられました。実行できた患者さんの多くの難病が改善していくのを見聞しました。

先生が年々厳しくしていかれたのは玄米の量でした。晩年は1日1回の食事で3～4口の量まで減らされました。いくらなんでもやりすぎではないかと思いました。

ところが30年後の今、穀物を全く摂取しない食事療法が登場しました。江部康二先生は、糖尿病患者に対して糖質制限食によりインスリンや経口薬を減らす治療を提唱し、実績を挙げておられます。食後高血糖とそれに続く高インシュリン血症が、動脈硬化など体に多くの悪影響を与えることが近年明らかにされています。特に穀物は、他の食物に比較してカロリーが高いため、消化吸収させるために体が無理をしている、であれば糖尿病患者には穀物を控えるのがよいという論理なのです。

みなさんは穀物をとらない食生活に耐えられるでしょうか。

## 主食を玄米にする

何故、白米でなくて玄米なのか。「両者は分析表では同じカロリーであるが、白米はビタミンとミネラルを捨て去っているので、完全燃焼できず、玄米の1／20のカロリーしか発揮できない。不完全燃焼に陥って体に負担となる」と小倉先生は述べられました。

筆者の体験からしても、玄米は腹もちがいいです。少なく食べても結構腹が満ちてくるので、自然と摂取量は少なくなります。白米と同じ感覚で食べると、食べ過ぎになることはやってみればわかります。玄米の利点の一つは摂取量が少なくてすむことです。

圧力釜で焚いた玄米は、白米よりも遥かに美味しいものです。玄米は一口百回噛みますが、噛み始めの最初にはなかった味が二、三十回噛むと出てきます。よく噛み味わうこと（咀嚼玩味《そしゃくがんみ》）は脳や全身への好影響があります。認知症の予防にもなり、精神的にも落ち着くことができます。欠点は炊く手間が面倒で、外食の困難な点でしょう。

# 肉魚は最小限に

肉魚の摂取が少ないと栄養学的に種々心配になりますが、問題は意外と少ないものです。菜食主義者に多い病は鉄欠乏性貧血です。ときに鉄剤を要します。低蛋白血症は不思議に出会いません。大豆蛋白で補っているからでしょうか。ただし、動物性の油脂は血管の脆弱性を補う意味で必要とされていますので、高齢者には少量は勧めたいと筆者は考えています。

最近、慢性腎機能障害患者に対する食事治療として低蛋白食が標準になりました。ところが30年前の西洋医学は、尿から蛋白が失われるため高蛋白食を推奨したのです。つまり、真逆に、より東洋医学的に変わったわけです。ただし、全体のカロリーを減らすと痩せてしまうので、カロリーあるゼリー・飲料などで補う点で異なっています。

## サプリメント、代替医療との違い

ごま油を多用する食養派があります。ごま油をご飯にもみそ汁にもおかずにも全てに入れるのです。まるでサプリメントのようです。

東洋医学では患者の個人差（陰陽）に応じた対応を重視しています。誰にでも一律によいものなんてありえません。

## 「一物全食」の真意

生き物を食べるときは、一つの物を全部摂取すべきであるという考えを「一物全食」と言います。皮だけ、肉だけ食べるのはいけないことなのです。大根は根だけでなく葉も食べる。小魚は骨ごと食べる。この考えは、食材を大事にして、無用な殺生をしない、世界平和につながるという意味でも意義があると思われます。

「葉は陰で、根は陽なので、冷えやすい陰のタイプは根を食べ、暑がりの陽のタイプは葉をたべなさい」とは食養家桜沢如一氏の説ですが、いかがなものでしょうか。

## 漢方治療時の食養生

漢方薬でいくら温めても、食事で冷やしていたら治療効果は低下してしまいます。

漢方治療時の食養生指導をまとめてみました。漢方薬を服用していなくとも役立つことと思われます。

**①果物、生野菜、乳製品、砂糖を減らす**

冷え症の人だけでなく、胃腸が弱くて手足が冷たい人（陰虚証、水毒）には共通した指導です。

**②肉魚などの動物性食品を減らす**

比較的体格のよい方の冷え症、肥満、月経前症候群（陽実証、瘀血）では血液の流れが滞るために、生理時あるいは更年期の不調をきたします。こうした方に有効な指導です。

### ③ 糖質を制限する

糖尿病の方、あるいは糖尿病ではないが夜間などに低血糖症状（動悸、冷や汗、脱力、手の震え）をきたす方に有用です。炭水化物は血糖を安定させる時間が、脂質、蛋白に比較して短いのです。

低血糖時の糖質摂取はやむを得ませんが、脂肪、蛋白をできるだけ多く摂取するようにしてください。同じ炭水化物を摂取するのであれば、小麦よりも米を選びましょう。理由はわかりませんが、その方が血糖は安定するように思われます。

### ④ チョコレート・チーズ・赤ワイン・コーヒーの摂取に注意する

偏頭痛を持つ方は注意してください。気候不安定なとき、ストレスのかかっているときに、これらの食物を摂取すると偏頭痛発作が誘発される場合が少なくありません。患者さんの多くは、不調時に限ってこれらを食べたくなるそうです。ご注意ください。

## ⑤ 毎朝排便に努める

慢性便秘を有する人への指導です。会社にでかけると交感神経が活発になり、便はでにくくなります。朝寝起きがけの、出勤前の時間が自然に排便できる時間帯なのです。

朝コップ一杯の水を飲み、便意がなくとも便座に30秒ほど座って軽く力んでみましょう。この時間に排便できるようになると下剤は不要になります。

え?忙しくてそんな時間ないって?では5分早起きしてその時間を作ってください。朝排便できると1日中リラックスできますよ。その方が得だと思います。

## ⑥ 鍼灸を勧める

腰痛・関節痛・筋肉痛で症状の強いときは鍼灸をお勧めします。効果が漢方薬に比較して速効的だからです。併用することもあります。

メンタルヘルス不調で、不安などにより全身の過緊張に悩んでいる場合、鍼灸が役立つ場合が少なくありません。上手な術者に依頼できることを期待します。

後者はあまり知られていない鍼灸の使い方です。鍼灸は、西洋医学に比較すればほぼ人件費だけで安価でもあり、病院だけでなく、種々の産業の現場でより活用されてよい医療技術と考えられます。

# 感謝

食養生でもっとも大切なのはこの心でしょう。人間がこの世に生かされている存在であることを、大地、自然とそれらを造られた神様に感謝して、お食事を頂きましょう。

初出「建設の安全」12. 2011.

# 西洋薬・酒・喫煙

# お酒は長〜く楽しみたい

お酒は「百薬の長」と言われますが、別名「気違い水」とも呼ばれます
これは酒好きが酒好きに送る愛の健康メッセージであります。

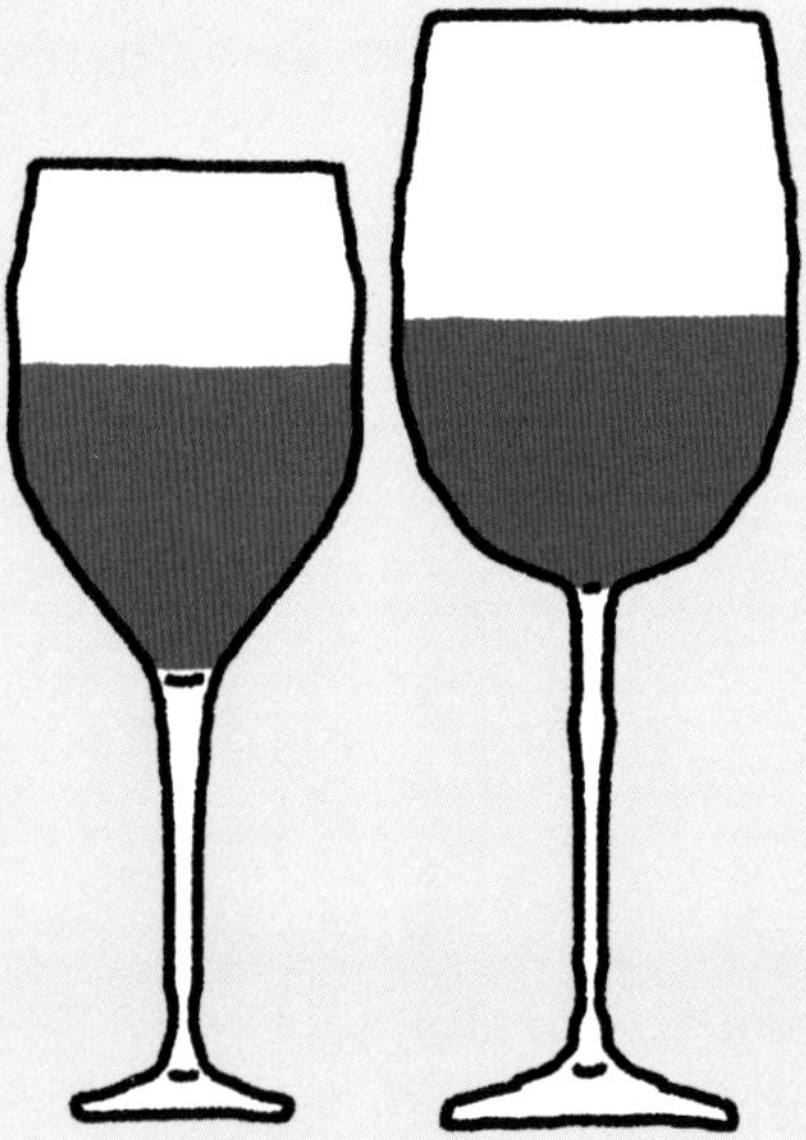

# 医師の付き合い方

私には漢方の師匠が三人いますが、お三人ともお酒は大好きです。眼科医のO先生は真面目一本槍の方で、正直近寄り難いものがありました。でもお酒が入ると、角がとれて楽しくお話をすることができました。こうしたお酒の効用は、言うまでもないでしょう。

眼科医のF先生は「酒が身体に悪い？そんなことは決してありません！そんなことを言う人は何か勘違いをなさっているに違いありません。」と真剣に主張するほどのお酒大好き人間でした。そんな先生ですが、突然休酒されたことがあります。おそらく体調をくずされたからだと思っています。先生は1年後飲酒を再開され、88歳で永眠されるまで、臨床に、執筆に、講演にと、元気にご活躍なされました。

「酒を休むことができる」、酒飲みにとって、これは健康を維持していくための最高の秘訣ではないでしょうか。

敬愛するY先生は内視鏡の大家です。彼は相当の飲兵衛ですが、検査の前の日は一滴もお酒を飲みません。内視鏡検査に全能力を集中させるからなのです。友人の外科医も手術の前日は飲みません。お酒を飲むと影響がでると言うのです。

え?私ですか。外来の前日には飲まないかって?そんな~毎日外来しているのですから、そのような不粋な質問はなさるものではありません…

# 痛みを悪化させる

お酒は肝機能と精神の集中力以外にもいろいろな影響を人に与えます。具体例を紹介いたしましょう。今日の患者さんは当院の職員Aさん、45歳女性です。

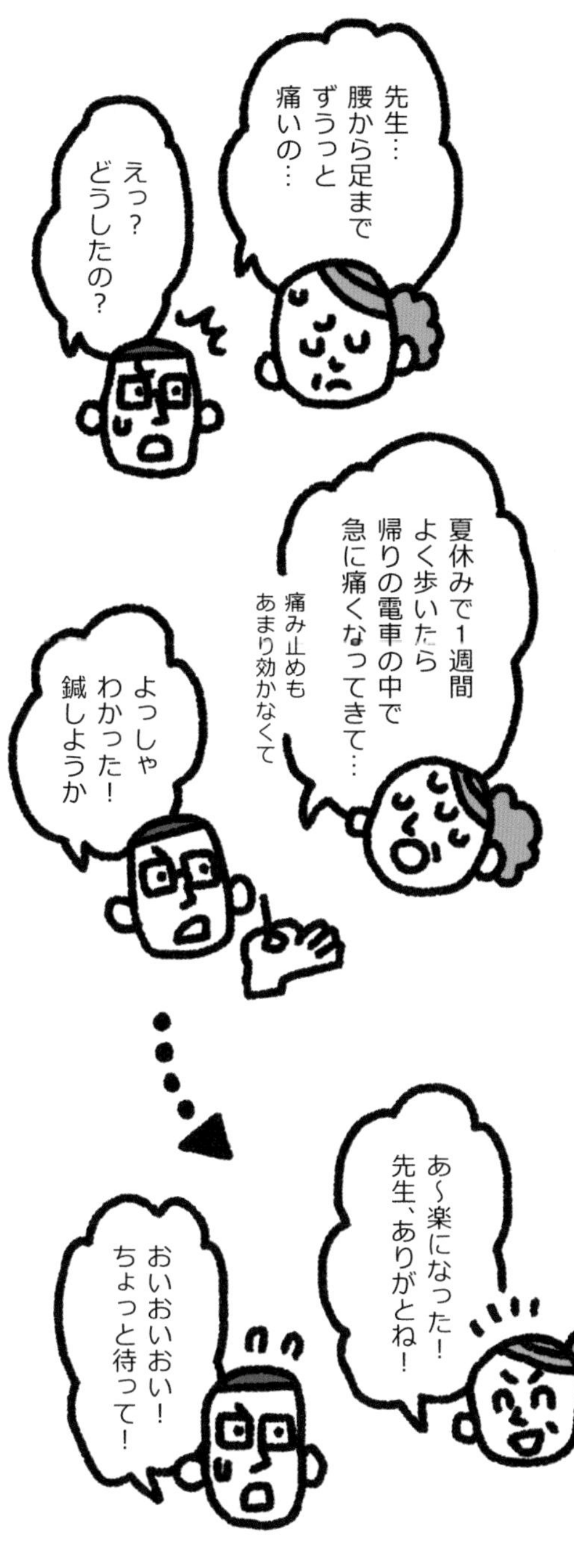

先生…腰から足までずうっと痛いの…
えっ？どうしたの？
夏休みで1週間よく歩いたら帰りの電車の中で急に痛くなってきて…
痛み止めもあまり効かなくて
よっしゃわかった！鍼しようか
あ～楽になった！先生、ありがとね！
おいおいおい！ちょっと待って！

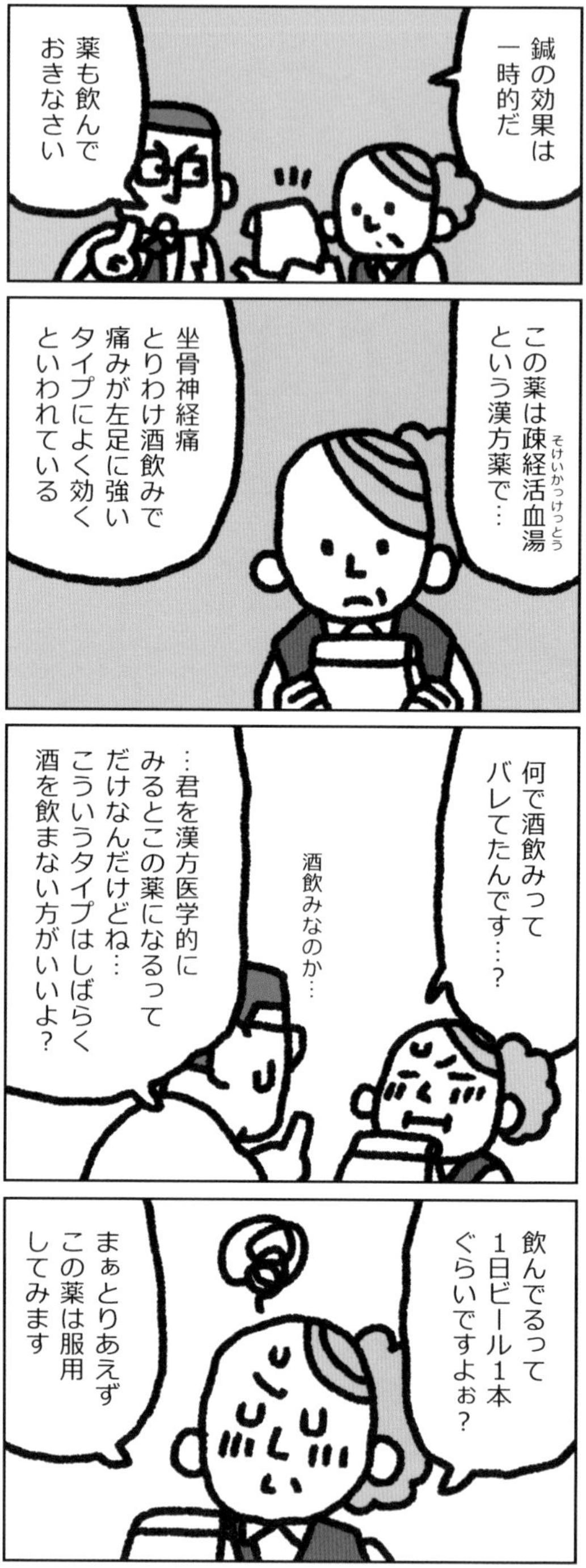
鍼の効果は一時的だ
薬も飲んでおきなさい
この薬は疎経活血湯《そけいかっけっとう》という漢方薬で…
坐骨神経痛 とりわけ酒飲みで 痛みが左足に強い タイプによく効く といわれている
何で酒飲みってバレてたんです…?
酒飲みなのか…
…君を漢方医学的にみるとこの薬になるってだけなんだけどね… こういうタイプはしばらく酒を飲まない方がいいよ?
飲んでるって1日ビール1本ぐらいですよぉ?
まぁとりあえずこの薬は服用してみます

数日後、外来の廊下で足をひきずって歩いてくるAさんとすれ違うことに…

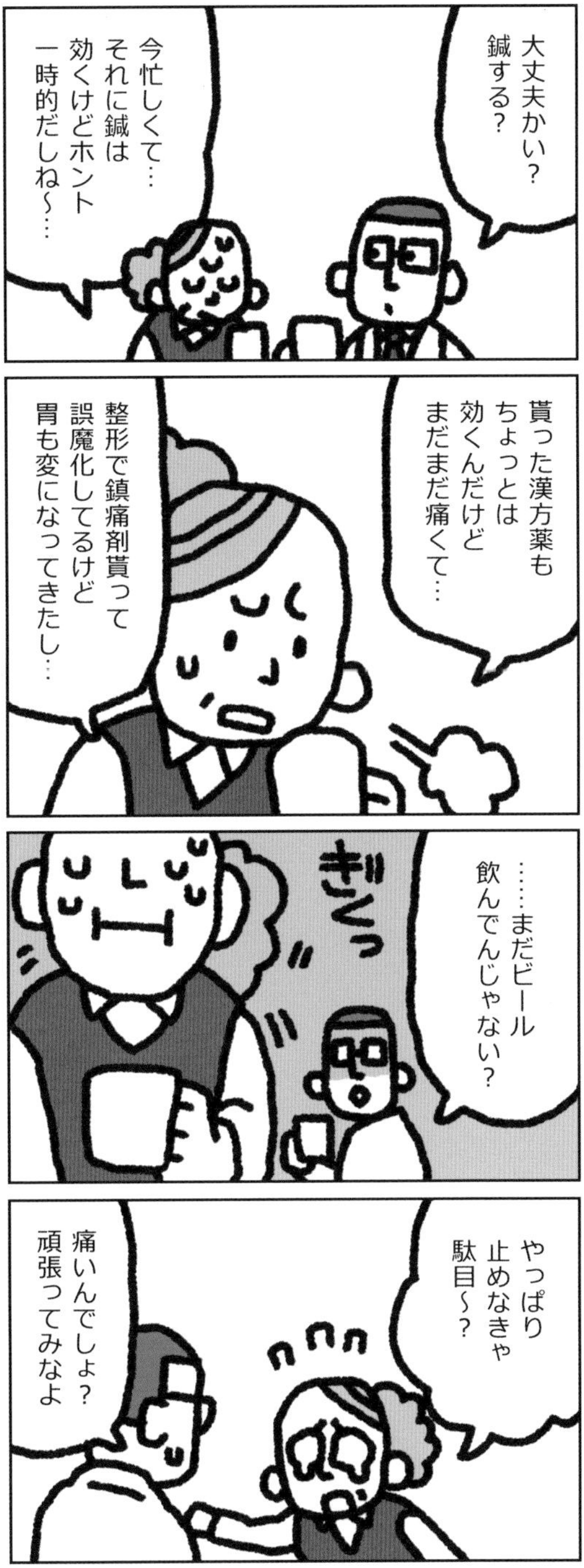


7日後、外来の廊下で再びAさんとすれ違いました

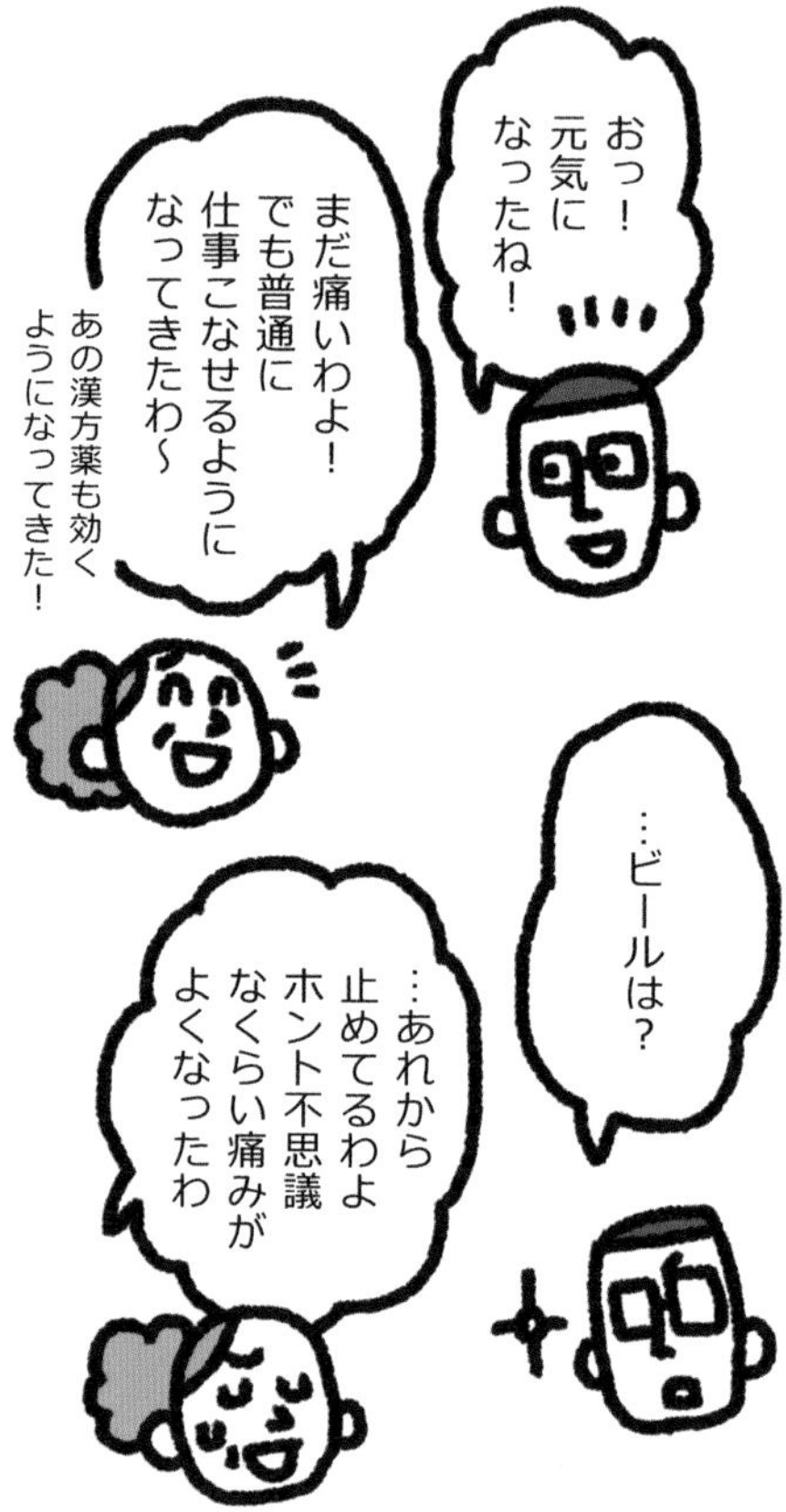
おっ！元気になったね！
まだ痛いわよ！でも普通に仕事こなせるようになってきたわ〜
あの漢方薬も効くようになってきた！
…ビールは？
…あれから止めてるわよ ホント不思議なくらい痛みがよくなったわ

漢方外来を受診するような、病気のこじれた患者さんについては、お酒が悪化因子になっているケースが結構多いです。アルコールを毎日飲む人に対しては、一度はお酒を休むことを勧めています。永遠にではありません。早ければ1～2日で痛みが楽になる場合があります。症状が良くなったらまた飲めばいいのです。面白いことに、休酒が効く患者さんは、必ずといってよいほど、かたくなに休酒を拒絶します。反対に、言われてすぐに休酒を実行できる人は、残念ながら症状があまり変わってこない印象を持っています。人間は自分の好物で身体を傷めているのですね。

# 眠りを妨げる

アルコールが原因で眠れない場合があります。なんだって?俺は寝つきが悪いから晩酌してるんだ!そんな馬鹿なことがあるか!そう憤られる貴方、一晩でも二晩でもお酒を休んでみてください。意外に眠れるものです。少量のアルコールですぐに眠れてしまう方には縁のない話ですが、飲んでもなかなか眠れない人はアルコールでかえって覚醒しているのです。

# 呼吸を抑制する

睡眠時無呼吸症候群ってご存知ですか？

夜間呼吸が止まって熟睡ができなくなり、日中うとうとして事故を起こしやすくなることで有名になった病気です。原因は種々ありますが、高度肥満は最もよく知られています。鼻から咽喉にかけての空気の通り道が睡眠中狭くなって起こるのですが、実はアルコールも睡眠時に呼吸障害を起こします。普段よりアルコールの量を多く飲むと、寝ているときに大きなイビキをしませんか？あれはアルコールによって呼吸の抑制が起こっているからなのです。

## 「漢方薬」としての作用

お酒は、強い薬理作用をもつ薬剤としては、医師の処方せんが要らない、例外的な「薬剤」です（タバコも同様）。薬だからこそ、使い方によっては「毒」になるのです。

お酒は実は漢方薬の一つでもあります。漢方医学では身体を温める作用を期待して用いられます。お酒を爛冷ましで服用することが勧められている漢方薬が二つあります。八味地黄丸《はちみじおうがん》は高齢者の保健薬です。下半身の衰え、夜間の頻尿、足のしびれ、冷え、筋力低下などに用います。当帰芍薬散《とうきしゃくやくさん》はご婦人の保健薬です。冷え、月経不順、めまいなどに用います。この二つはお酒で服用することが指示されています。

アルコールには水では溶けない物質を溶かして吸収を促進する作用もあります。普通に服用すると、八味地黄丸の地黄と当帰芍薬散の当帰は胃にもたれやすいのですが、お酒と一緒に服用すると胃腸症状は少なくなり、服用しやすくなるのです。勿論、お酒に弱い方は普通のお湯で服用してよいのです。

身体を温めるお酒がどうして害をなすのか。漢方医学では身体が熱をもつことで症状が悪化すると解釈しています。つまり、温めすぎになるのです。お酒の熱は典型例では、飲んでいない時にも一見酔っているがごとくの赤ら顔、手足のほてり、血圧の上昇となって表れます。坐骨神経痛の疼痛もお酒の熱で悪化していると見なしているのです。

## 節度ある適度な飲酒

アルコールの量に注意しましょう。

厚労省が推進する健康日本21の中で、「節度ある適度な飲酒」とは通常1日平均純アルコールで約20g程度とされています。これは1日30gを超えると死亡率が急増するという研究結果によります。表をご覧ください。例えばビール1本飲んで、それからお酒を1合飲むと、アルコールは約40gになります。焼酎なら身体にいいと信じている貴方、焼酎1合それだけでアルコールは50gとさらに多くなるのです。

**表　主な酒類の純アルコール換算の目安**

| | |
|---|---|
| ビール（5％）中瓶1本五〇〇ml | 20g |
| 清酒（15％）1合一八〇ml | 22g |
| ウィスキー／ブランデー（43％）ダブル六〇ml | 20g |
| 焼酎（35％）1合一八〇ml | 50g |
| ワイン（12％）1杯一八〇ml | 12g |

お酒は時々休んでみる。
量に注意する。
賢く楽しみましょう。

初出「建設の安全」12, 2007.

# 見ざる、聞かざる、言わざる

## タバコの話

今回は漢方医の目から見たタバコについてです。喫煙する方もしない方もどうぞお読みください。そうなんです。タバコをやめるなんて、そんな簡単じゃないよとお嘆きのあなた！怖いことはありません。ほんの5分ほど、拙文におつき合い頂けませんか？

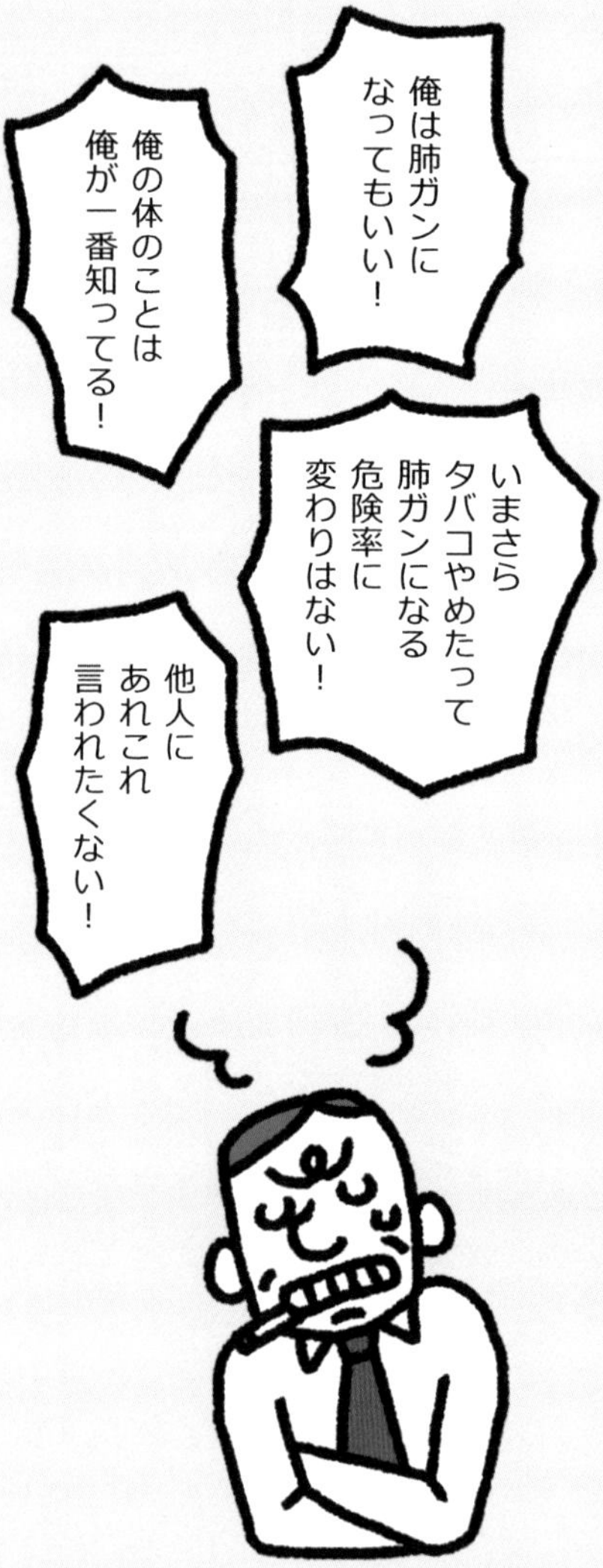
俺は肺ガンに
なってもいい！
俺の体のことは
俺が一番知ってる！
いまさら
タバコやめたって
肺ガンになる
危険率に
変わりはない！
他人に
あれこれ
言われたくない！

# 痛い目に会っても続くタバコ道（筆者作）

愛煙家の方は「見ざる聞かざる言わざる状態」にあります。タバコをやめる方向の話から遠ざかろうとします。そういう話を怖れます。胃潰瘍、高血圧など痛い目にあっているのにタバコが原因と認めようとしません。偉そうなことを言っても結局はニコチンの奴隷なんです。

最近、タバコが値上がりしました。ニコチンで儲けようとするもののために、せっせと吸い続けているのです。腹がたちませんか？

事実に目を向けましょう！

# 体を冷やす

タバコは身体を冷やします。血流を低下させます。この作用は不思議に知られていません。ニコチンは交感神経を刺激して、血管平滑筋を収縮させ、手足末梢に行く血流を低下させます。

タバコで肺ガンになる確率が高まると言われても、身近にそうした病人がいないと、実感がないでしょうね。成人病は本来無症状ですので、血圧が高くても、血糖が高くても、痛くもかゆくもありません。

しかし、以下の病気に悩んでいる人にとっては重大です。真剣に考えてみてください。

## ①　慢性の痛み・しびれ

入浴して身体が温まると、症状が一時良くなる事実を認識しても、タバコをやめられないという患者さんが大部分です。タバコの血流低下作用はかなり強力です。身体を温めてくれるはずの高価な薬の効果も、たった1本のタバコで帳消しです。当院は敷地内完全禁煙ではなく、喫煙ハウスがありますが、そこで長時間を過ごしている方々の多くはこうした症状に悩んで入院している患者さんたちなのです。彼らの喫煙する姿を見るたびに、憤りを越えて、悲しくなります。

## ②　冷え症

冷え症は漢方治療の独壇場です。西洋薬にも血流増加作用のある薬はありますが、一部の血管疾患を除けば、そう効くものではありません。

漢方が優っている理由の一つは微小循環を改善することにあります。微小循環とは、血管系20～40μm以下の微細なレベルの血流を意味します。酸素を運ぶ赤血球の直径は8μmですので、赤血球は狭い血管の中を押しあいへしあいしながら流れます。漢方医学でいう「瘀血」状態では赤血球同士が集合してかたまりのような状態で流れますので、組織への酸素供給が難しくなります。漢方薬の桂枝茯苓丸《けいしぶくりょうがん》などの「瘀血」を改善する薬を服用しますと、このかたまった状態が改善されて、赤血球から組織へ酸素を供給しやすくなります。患者さんの手足の冷えが改善し、止まっていた生理が来るようになります。ところが、喫煙をしますと、敏感な人ではたった1本のタバコで生理は止まってしまいます。冷えやすい女性の血流を低下させるのですから、生理が止まっても不思議はありません。

妊婦の喫煙が胎児に低酸素血症をきたすことはよく知られています。暴力的犯罪をおこした人の母親については、妊娠中の喫煙率が高いという報告もあります。女性はニコチンに弱く、男性よりも依存しやすい傾向があります。女性をタバコから保護できる社会が望まれます

## ストレスを増やす

### ①　気分を高揚させることの是非

「そうはいってもストレスが多くてね。なかなかやめられないんだよ。」よく聞く話です。しかし、タバコでストレスが減ったことが一度でもありましたか？ないはずです。なぜならば、タバコがストレスを増やしているからです。愛煙家はそれを認めたくないのです。

タバコを吸うと交感神経が刺激されて、元気な気がしてきます。ところが高揚した気分は15分程度で消失し、その後はかえって落ち込んでいきます。喫煙家はよくご存知のはずです。そこでコーヒーやお茶を飲みます。こうした嗜好品もタバコほどではないものの、交感神経を興奮させてくれます。1時間は高揚した気分をかろうじて維持してくれます。そして次の1本を吸う。このくりかえしで大体1日20本の計算になります。

不自然な興奮状態の持続は判断力に影響を与え、あらたなストレスを生む可能性があります。また身体的には動脈硬化を推し進めて種々の成人病を進行させます。

## ② うつを悪化させる

筆者の施設にはうつ病、不安症の患者さんも受診されます。精神科医に長年通院しているけれどなかなかよくならない方がいらっしゃいますが、喫煙者が大変多いのです。精神科医が喫煙を容認しているというよりは、患者さんが多すぎてそこまで指導しきれないのが実状でしょう。

うつの患者さんは気分は低下していますが、体はガチガチに緊張しています。筆者は時々鍼をして、このガチガチの緊張を緩めてみます。すると、気分が落ちついて楽になるのです。しかし、喫煙をすると､気分は一時高揚するのでしょうが、また元のガチガチ状態に戻ってしまいます。10種以上の向精神薬を服用しながら1日60本喫煙している患者さんが来ました。多量喫煙で、向精神薬が効くはずがありません。漢方薬、鍼を駆使しましたが、禁煙できず、当方の治療を中断されました。その後も同じことを続けておられるのかと思うと気の毒でなりません。

● 大うつ病を経験した人では、非経験者に比べて毎日喫煙するようになる率が3倍。大うつ病の発症率は、たまの喫煙者よりも、頻繁な喫煙者の方が2倍近い。

● 喫煙者はパニック発作の発生率が、喫煙未経験者や禁煙者に比べて、2〜4倍多かった。

● 40歳以上79歳以下の中高年者一八二四人のＩＱ調査をしたところ、現喫煙者のＩＱ平均値は一〇二・五、非喫煙者は一〇六・八、やめた人は一〇七・九と、喫煙者のＩＱが低かった。

これらの研究は喫煙が人間の精神機能を損ねていることを示しています。

## ③ 禁煙の極意

「見て、聞いて、言う」。そこから始めてみませんか。愛煙家にとって嫌な情報を見て、聞くことができる、そして禁煙の決意を言う。これができれば禁煙は半分成功したようなものです。

禁煙の具体的な方法についてはは出版物、各種ホームページに詳しいと思いますが、筆者のやり方を少しだけ紹介します。

コーヒーが禁煙の妨げになる場合があります。コーヒーもタバコも交感神経を興奮させます。タバコの作用が切れてくるとコーヒーが欲しくなります。コーヒーの作用が切れてくると、そろそろ次のタバコを吸おうかという気にさせます。いつまでもニコチンにあやつられてはいけません。コーヒー等の刺激の強い飲食物は避けてみましょう。タバコは気道を乾かします。咽喉の乾きには、果物がよいでしょう。一時太ったっていいじゃないですか。健康あっての人生です。体重は一時増えても、一年四カ月たつと元に戻るという報告があります。

ニコチンパッチは、当院には禁煙専門外来がないので保険が効きませんが、14枚（1日1枚）で五二五〇円～五九八五円です。担当医師にご相談ください。なお画期的な禁煙治療薬とされているバレニクリンは、服用後に視覚障害やけいれん、意識消失などの副作用が報道されたところです。この原稿執筆時点では少し様子をみたいと思っています。

## まとめ

医療費の面からしても、喫煙はもはや喫煙者だけの問題ではありません。我々は社会全体として、この悪しき習慣から卒業していかねばなりません。

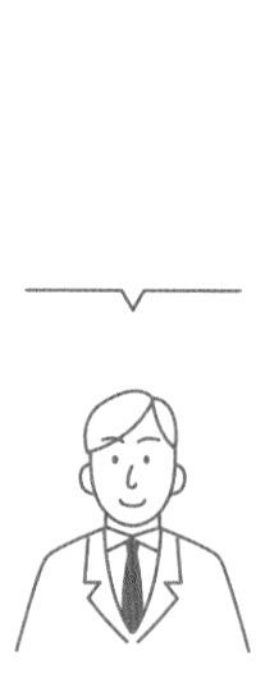

初出「建設の安全」12, 2008.

# かぜ薬が病気をつくる

## 総合感冒薬の害

かぜをひいたとき、皆さんはどうされていますか？
現代医学の進んだ今日も、かぜに対する治療は、それほど進んでいません。

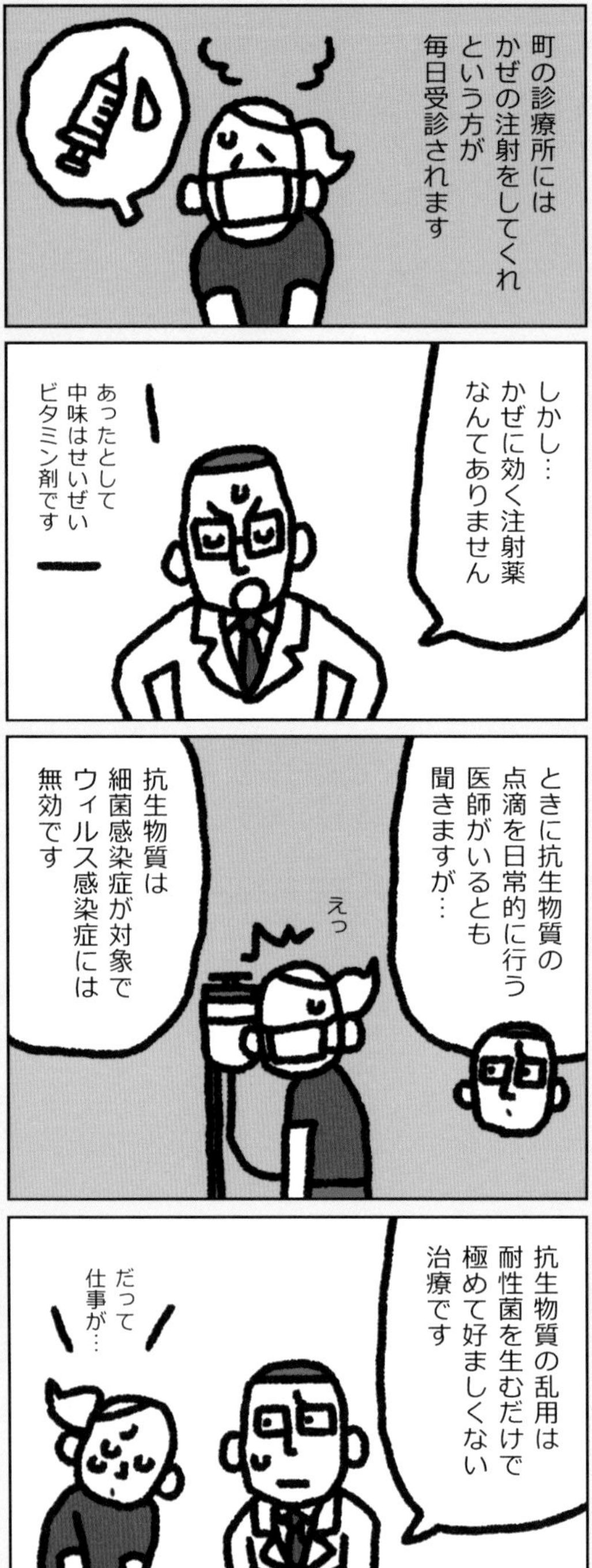
町の診療所にはかぜの注射をしてくれという方が毎日受診されます
しかし…かぜに効く注射薬なんてありません
あったとして中味はせいぜいビタミン剤です
ときに抗生物質の点滴を日常的に行う医師がいるとも聞きますが…
えっ
抗生物質は細菌感染症が対象でウィルス感染症には無効です
抗生物質の乱用は耐性菌を生むだけで極めて好ましくない治療です
だって仕事が…

## かぜは本来自然治癒する

かぜは安静にして体を温かくしていれば、自然に体温が上昇して発汗して、おだやかに解熱して治癒していく病気です。ウィルスは熱に弱いので、体温の上昇はウィルスの勢いを抑え、かつ生体の免疫能を高める、一石二鳥の生体反応なのです。

確かに、労働者は急には休めない場合が多いです。本誌の読者も、かぜをひいたからといって、布団をかぶって寝ていられる余裕のある方は少ないのではないでしょうか。かぜ薬を服用して、とりあえず解熱させて、仕事にでかける。そういう方々が大半でしょう。

総合感冒薬1～2包でかぜが自然に治る方は本稿を読まれなくて結構です。しかし、かぜ症状が続くために、1週間、2週間と飲み続けてしまう方はこの先を必ずお読みください。

貴方のかぜが治らないのはそのかぜ薬が原因かもしれません！

## かぜ薬の連用はかぜを長引かせる

総合感冒薬には解熱鎮痛薬、鎮咳薬、抗ヒスタミン薬などが配合されています。これは、発熱には解熱、頭痛には鎮痛薬、咳嗽には鎮咳薬、鼻炎症状には抗ヒスタミン薬のように、出現しうるあらゆる症状に対して配慮されているわけです。

原因がウィルスによるかぜなのであれば、放置しておいても自然に治るはずですが、症状が延々と続く人がいます。薬局の薬では効かないかと思って、診療所を受診すると、お医者さんはさらに薬をくれます。それでも、肝腎の咳嗽、発熱、頭痛がなかなか治まらない場合があります。病院を2、3カ所回ることになります。こういう患者さんが意外に多いようです。

解熱薬は、体が治ろうとする免疫反応である発熱を妨げます。この結果、かぜが長引いてしまう事態が日本全国で生じています。

解熱薬の連用ではこんなことが起こります。

点滴にて水分他を投与し、内服薬は、解熱薬を一切中止して、漢方薬だけとしました。柴葛解肌湯《さいかつげきとう》という漢方薬を用いてから解熱傾向となり、入院２日目夕方にようやく平熱になり、３日日になって食事を摂取できるようになりました。

この患者さんはインフルエンザの診断がつかなかったがために、解熱薬の連用により治癒が長引いてしまったのです。もし、解熱薬を服用していなければ、ご自身の自然治癒力でより早く治っていたはずです。

この事例でもおわかりかと思いますが、解熱薬はできるだけ使わない方がよいのです。一般に、この注意はインフルエンザのときうるさく言われますが、普通のかぜにおいても、同様です。

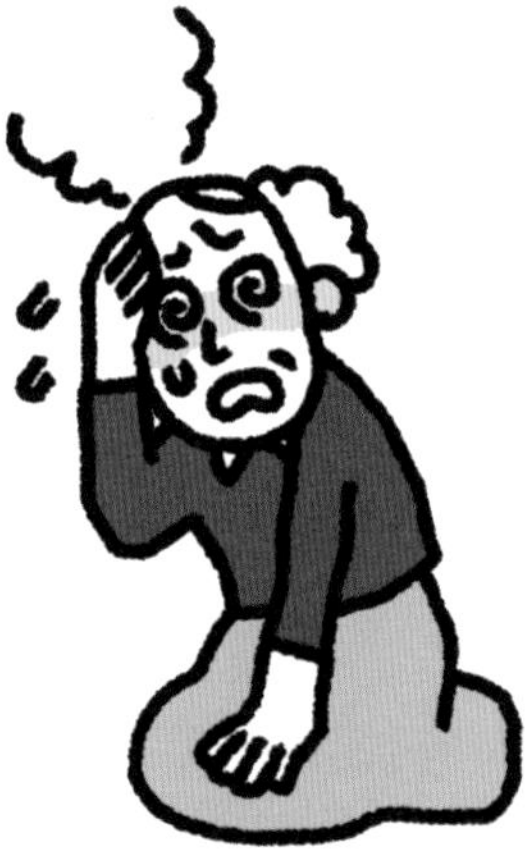

## case. 02 発熱と寒気を繰り返した女性（57 歳）

11 日前から発熱と寒気を繰り返してきました。

初め A 医院を受診し、インフルエンザ迅速検査を行いましたが、陰性、つまりインフルエンザではないとされ、解熱薬と抗生物質を処方されました。９日後、発熱、吐き気、下痢にて当院を受診され、同じ検査をしましたが、やはり陰性でした。解熱薬と整腸薬をあらたに処方されましたが、発熱と寒気は持続しました。筆者が当直していたその夜に、救急受診されました。体温 38℃以上が続き、消耗、衰弱のひどい状態でした。念のため、もう一度とインフルエンザ迅速検査を施行したところ、A 型抗原陽性が判明しました。熱の原因はインフルエンザだったのです。抗インフルエンザ薬の有効期間は発症から 48 時間以内ですので、この患者さんに用いることはもはやできません。発症 11 日では、用いても効くことはないのです。

食事が摂れないため入院としました。強い熱感と寒気があり、関節痛、頭痛、咳嗽、黄色を帯びた痰を呈していました。幸い、肺炎などの合併症はありませんでした。

# 困ったときのかぜ薬は漢方薬だった？

日本人は、風邪を引いたときにすぐかぜ薬を服用しようとします。こんな国は他にはないようです。この習慣はいつ始まったのでしょうか？

筆者の推測です。困ったときのかぜ薬は、かつては漢方薬だったのではないでしょうか。

ある時代、少なくとも第二次大戦前、江戸時代かもしれません。日本人は風邪を引いたら、葛根湯を飲んでいたのです。落語にでも出てくる有名な薬です。それがどのように効くかですって？例えば、こんな具合なのです。

## case. 03 後頭部から首筋の張りと痛み・微熱の男性（51歳）

今朝から後頭部から首筋にかけて、張りと痛みを覚えます。なんとなく寒気がします。咳はなく、汗はかいていません。体温は37.1℃と微熱があります。

葛根湯エキス2包をお湯に溶かして服用してみました。服用10分後にじわじわと発汗がでてきましたら、首筋の痛み、寒気が軽くなりました。いつも通り、出勤。夕方もう1回服用する予定でしたが、服用を忘れたまま治癒しました。

よく効くでしょう？え、そんな上手い具合にそばに薬があるのはおかしいって？はは～、実はこの患者は筆者であります。漢方薬は、早期に服用しますと、たいていはこのように即効的に効くものです。

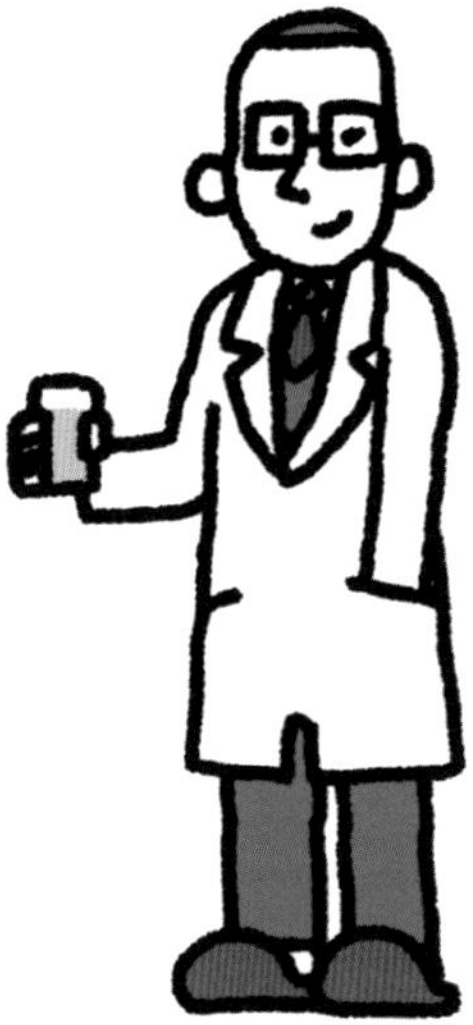

中国出身のある女性タレントさんは、中国では子供が病気したら、お母さんが先ず薬を服用させて、上手くいかないとき、難しいときに初めて医師にかかるのですと新聞でおっしゃっていました。わが日本の家庭にも、かつてはそのような習慣があったのではないでしょうか。

明治時代の一八九五年の帝国議会において、これからの医師は西洋医学を学んだ者だけとする旨議決され、漢方は以後衰退していきました。平成の一九九二年、富山医科薬科大学医学部和漢診療学講座に国立大学最初の漢方医学講座が設立されるまでの約100年間、国は漢方医学に関する教育を怠ってきました。この間に、家庭の救急薬であった葛根湯は、総合感冒薬にとって代わられたのです。しかし、「風邪をひいたら薬」の習慣は持続したのです。現在の総合感冒薬全盛時代を生んだのは漢方薬に対する信頼だったのではないでしょうか。

## 連用による薬害

総合感冒薬を全否定しているのではありません。発熱が38℃以上であれば、1回あるいは2回程度は使ってよいと思います。ところが、症状が変わらないから、あるいはかぜ症状がでるからといって、えんえんと飲み続ける方がいます。こういう方は、たいてい何らかの障害を起こしています。

## case. 04 かぜをひきやすい男性（75歳）

主訴は「かぜをひきやすい」でした。30年に亘って、頭痛と節々の痛みが繰り返し出現するというのです。

お話を伺っていくうちに、総合感冒薬を２～３日に１回は服用していることがわかりました。そこで、試みに総合感冒薬の服用を一切止めて頂きました。すると、このしつこい症状は一時悪化した後、きれいに消え去ったのです。30年もの長い間、かぜ薬にだまされてきたのです。

彼には便秘もあり、漢方薬にて治療中ですが、総合感冒薬を中止してからは軽快しつつあります。

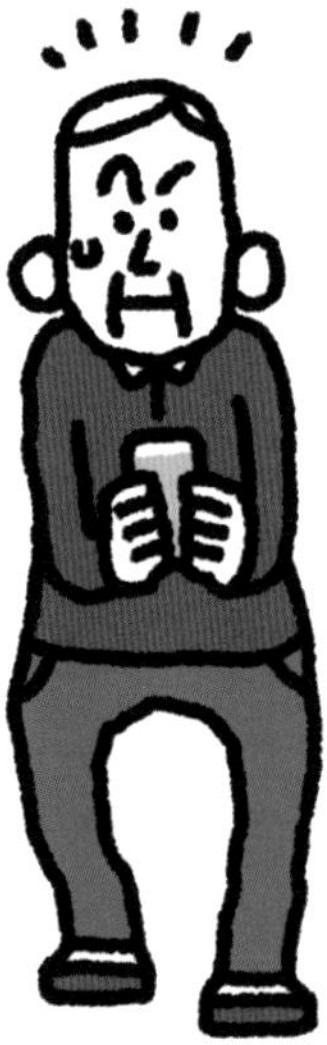

総合感冒薬に含まれる解熱鎮痛薬の長期服用は、消化管運動をおかしくさせ、下痢、便秘などをきたします。口内炎もあります。解熱鎮痛薬を服用している方は、この副作用を知らずに、整腸剤を併用する方が少なくありません。

医師、薬剤師だけでなく、最近は登録販売者なる資格者もでてきて、時代は薬が容易に入手できる方向に進んでいます。解熱鎮痛薬の薬害に気づかない事例が増加していくことが危惧されます。

総合感冒薬は症状のひどいときに1~2回の服用で止めるべきです。漢方薬でも1~2回の服用で効果が得られないときは、専門医に相談するべきです。かぜ薬の害については、お医者さんも患者さんも是非協力して頂いて、全国キャンペーンとしたいものです。

初出「建設の安全」12, 2014.

# 身体に悪い「薬」をやめよう

## 薬とサプリメント

健康の秘訣、それは体に悪い物をやめることにあります。

現代ではテレビ等にてからだによい薬、サプリメント、健康器具の情報が氾濫しています。

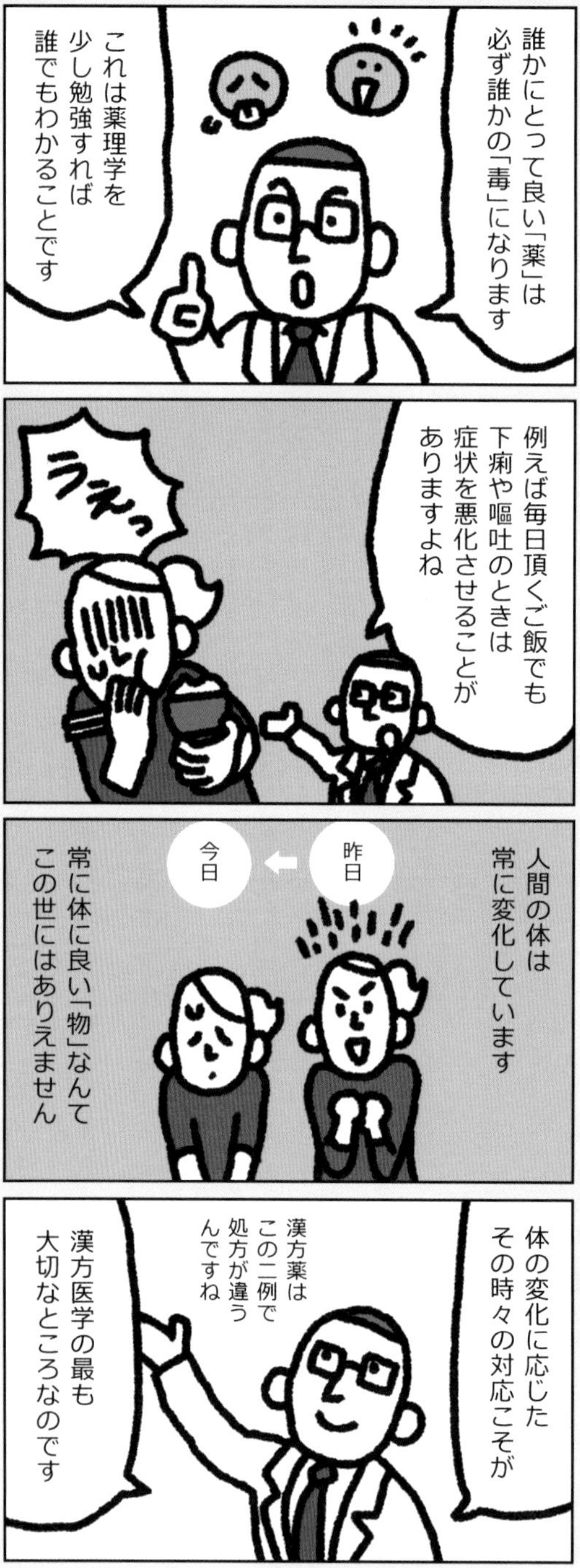
誰かにとって良い「薬」は必ず誰かの「毒」になります
これは薬理学を少し勉強すれば誰でもわかることです
例えば毎日頂くご飯でも下痢や嘔吐のときは症状を悪化させることがありますよね
うえっ
人間の体は常に変化しています
昨日
今日
常に体に良い「物」なんてこの世にはありえません
体の変化に応じたその時々の対応こそが
漢方薬はこの二例で処方が違うんですね
漢方医学の最も大切なところなのです

# 消炎鎮痛薬

## ① 長期服用すれば副作用は必発

痛みのために鎮痛薬を服用している人がとても多いです。鎮痛薬は1～2回ならともかく、長期に服用すれば、副作用は大なり小なり必ず出現します。症状は胃炎、胃潰瘍に限りません。ご病気が関節リウマチでもない限りは、先ず鎮痛薬を止めることを考えてみてください。

医師は貴方を治そうとしているのではありません。貴方の希望で処方しているだけなのです。

## ② 薬が頭痛をきたす

頭痛持ちの方は鎮痛薬をよく服用しています。鎮痛薬に依存してきますと、薬の作用が切れると頭痛がおこります。すなわち、治療薬であるべき薬で頭痛をおこしている状態なのです。

薬物依存性頭痛と呼ばれています。鎮痛薬を服用していて1ヶ月に15日以上頭痛に悩まされている方はその可能性があります。薬物をやめないと治りません。筆者の外来では漢方薬を併用しながら、頭痛薬を減らしていきますが、何よりも薬をやめるのだというご本人の決意が治療上不可欠です。

## ③ かぜ薬がかぜを長引かせる

かぜを長引かせないコツをお教えしましょう。かぜ薬には消炎鎮痛薬が使われていますが、症状のひどいときに少しだけ服用するのです。購入したからといって全部服用しなくてよいのです。

インフルエンザのときには解熱薬は原則用いません。発熱が体の免疫能を高めてウィルスをやっつけてくれるからです。発熱は、通常は長くとも3日以内で治るはずですが、1日3回解熱薬を飲み続けていくと、長引く場合がでてきます。筆者の経験ではかぜ等で発熱が1週以上持続する例の多くは解熱薬を使いすぎている症例です。熱が39℃を越えて最もしんどいときに少しだけ服用する、その程度の使用が理想と考えています。

## case. 05 舌に潰瘍ができた女性（65歳）

筆者が苦労した患者さんのことをお話しいたしましょう。

65歳の女性で、難治性の舌潰瘍（舌の粘膜がえぐれてしまった状態）で手術までして傷を塞いだのですが、その後も潰瘍をくりかえしてきました。舌の痛みは漢方の得意とする分野ですが、この方はなかなか良くなりません。

ある日カルテを見ているときに、整形外科から鎮痛薬が処方されていることに気づきました。足の関節痛のために、数年間毎日服用し続けてきたのです。中止を勧めしましたが、家事と仕事ができなくなると拒否されました。舌の潰瘍はさらに続き、歯科口腔外科より再手術が勧められました。

そこでようやく鎮痛薬を止めてみたところ、舌の痛みが和らぎ漢方薬も効くようになりました。手術を行わずにすんだのです。足の関節痛に対しては鍼で対応しています。鎮痛薬が舌の潰瘍の原因だったのです。

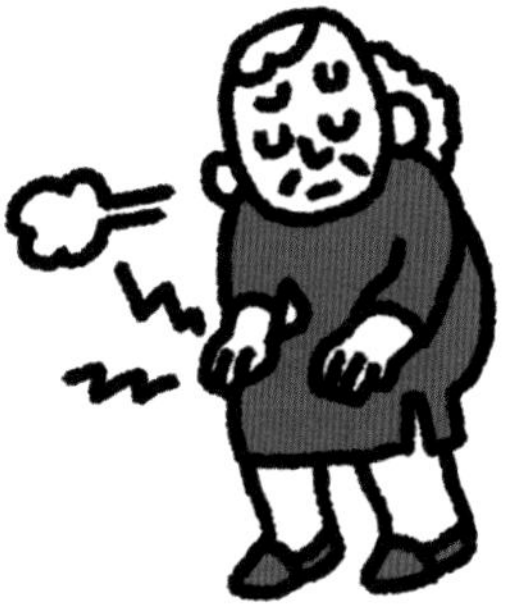

## case. 06 難治性の下痢をきたした男性（80 歳）

80 歳の男性で、頸椎症による麻痺のために手術が予定されています。ところが、4ヶ月前から原因不明の下痢がひどく、1日に 10 回以上もあり、栄養不良のために全身状態が悪化しました。強力な下痢止め薬を数種用い、さらに漢方薬も試みましたが、下痢の止まる気配は全くありません。このまま続けば、手術どころか、生命が危ぶまれる状態でした。

ある日の訪室時、入院時に中止したはずの鎮痛薬を目にしました。患者さんが痛がるので続けていたのでした。「この薬やめましょう。」と言いますと、患者さんは「先生、これを飲まないと痛みがさらに悪化するので困るんです」と抵抗されましたが、説得して中止させました。

翌日より下痢の回数が著減して、3日後にはあれほどしつこかった下痢はほぼ消失しました。翌週、無事頸椎の手術をすることができました。

舌潰瘍、下痢は鎮痛薬の副作用としては珍しい症状です。しかし、鎮痛薬を長期内服して、何らかの副作用がでてくることは不思議でも何でもありません。

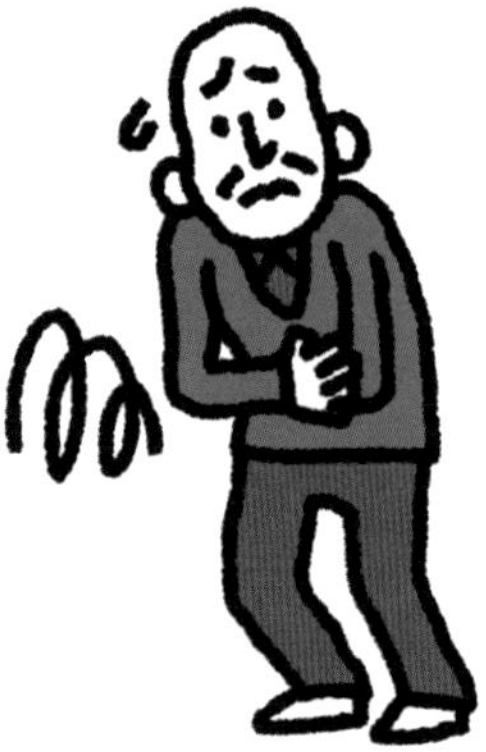

## 漢方薬

漢方薬にも副作用はあります。それゆえに副作用のないように伝統医学的な用い方が重視されています。

黄芩《おうごん》は抗アレルギー作用、抗炎症作用があって、慢性の炎症疾患の治療には欠くことのできない重要なお薬です。しかし、筆者の病院で調査してみたところ、服用した人の1％に肝機能障害が出現していました。自覚症状は殆どありませんので、服用して1～2ケ月後に1回は採血を勧めています。肝機能異常が出現しても原因生薬を止めればたちどころに改善しますが、一度異常値を呈した方は、再度服用するとくりかえしますので注意が必要です。これは通常の薬剤アレルギーと同様です。

甘草《かんぞう》の副作用は、血圧上昇、浮腫、尿量減少です。女性、高齢者、むくみやすい人に出現しやすいとされます。出現頻度は服用例の３％でした。こちらはその時々の体調によります。

# サプリメント

## ① 歴史が違う

サプリメントも漢方薬も基本は天然物なので、似通ったイメージがあるためか、よく質問されます。サプリメントの問題は新しい「商品」であることです。来年も同様に支持（販売）されているものか、わかったものではありません。例えば、一世を風靡した紅茶キノコは今どこにいったのでしょう？蟹の甲羅からとったキチンキトサンは？

音楽でいえば、漢方薬を超クラシックとすれば、サプリメントはやりのヒット曲のような存在です。こうした実績の乏しい輩と少なくとも二〇〇〇年以上用いられてきた漢方薬とどちらが信頼できるのか、答えは明らかです。しかし、同次元に思っている方が多いのが事実です。

## case. 07 漢方薬をやめてサプリメントを選んだ症例

末期がんの患者さんが漢方薬を飲んで体調を維持されていました。あるとき、「先生には随分お世話になり感謝していますが、息子が30万円もするキノコのエキスを購入してくれたので、そちらを服用することにします。ありがとうございました。」と申されて去っていかれました。なんと愚かな決断をとは思いましたが、反対できませんでした。

マウスを用いた薬理実験で漢方薬が癌の転移を抑制する結果はでているのですが、患者さんを対象とした臨床的なデータは少ないのです。なぜならばそのような研究ができるほど漢方業界は儲からないからです。漢方薬の売り上げをすべて合計しても、一錠の抗高脂血症薬の売り上げに達しません。同次元の研究成果を期待する方が無理です。

漢方薬は本来、農産物でありながら、２年ごとの薬価改訂では、他の合成医薬品と同様に値下げを強いられてきています。しかも、昨年末、行政仕分けの対象にもなり、反対の署名運動が行われたことは記憶に新しいところです。弱い業界なのです。

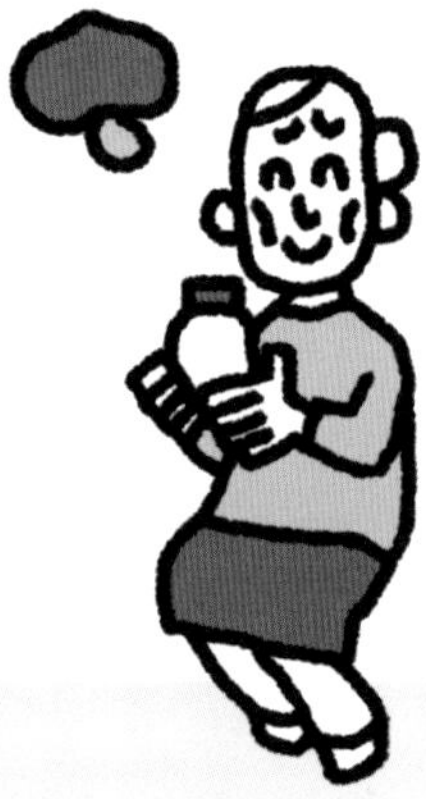

## ②副作用がある

通信販売で購入したロイヤルゼリーで肝機能障害をきたした人がいました。漢方治療中の患者さんで、肝機能障害が判明したので、漢方薬を中止したのですが、治らないのです。

他に何か飲んでますか？と尋ねたら、ロイヤルゼリーを飲むことを私が許していたと言うのです。試みに中止したところ肝機能障害はたちどころに改善しました。原因がロイヤルゼリーそのものか、添加物かはわかりませんが、サプリメントも決して安心できません。

## 副作用に気がつきにくい西洋薬

現代は、専門化が進んだために、専門以外の領域で副作用が出現しても、医師も患者も気がつきにくい状況が発生しています。

筆者の漢方外来には、高血圧、高脂血症の薬の副作用によって、むねやけ、こむらがえりが出ている患者さんが増えています。この副作用は、10年以上服薬してなんともなかった人に、加齢に伴って出現してくる場合が多いようです。

体調とも関係しています。治療等により回復する場合もありますが、結果として原因薬剤の減量、変更を余儀なくされる場合が多いです。担当医との密な連絡に努めています。

## まとめ

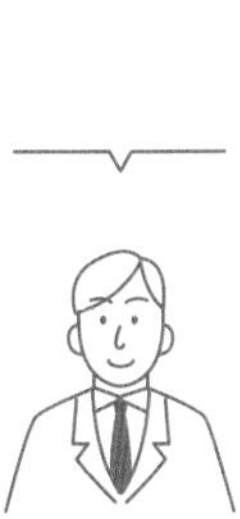

江戸時代の書物にこんな一節があります。

「病を得て医師にかからぬは中医を得たりと」

病気にかかって医師にかからないのは、中くらいの医師にかかったのと同じくらい良いことだ。これは下手な医師にかかったら病気が悪化してしまうことを皮肉ってるのです。

薬のために体調を悪化させている可能性がある場合は、薬をやめることを選択肢の中に入れてみましょう。信頼できる医師、薬剤師に相談できるよう願っています。

初出「労働安全衛生広報」7, 2010.

# 鍼《はり》などの代替医療を利用するときに知っておきたい話

現代医学以外の医療を代替医療、米国では補完代替医療と言います。鍼などの伝統医学、民間療法、栄養関連の療法、一部の最先端医療が含まれます。何かと病院にかかりにくい今日この頃、代替医療に関する知識は必要と思われます。

お馴染のお二人に登場していただきます。

# 国家資格と民間資格

日曜日の昼下がり、熊さんと八つぁんがいつものように道路わきの木かげで将棋をさしています。熊さんが腰を押さえています。

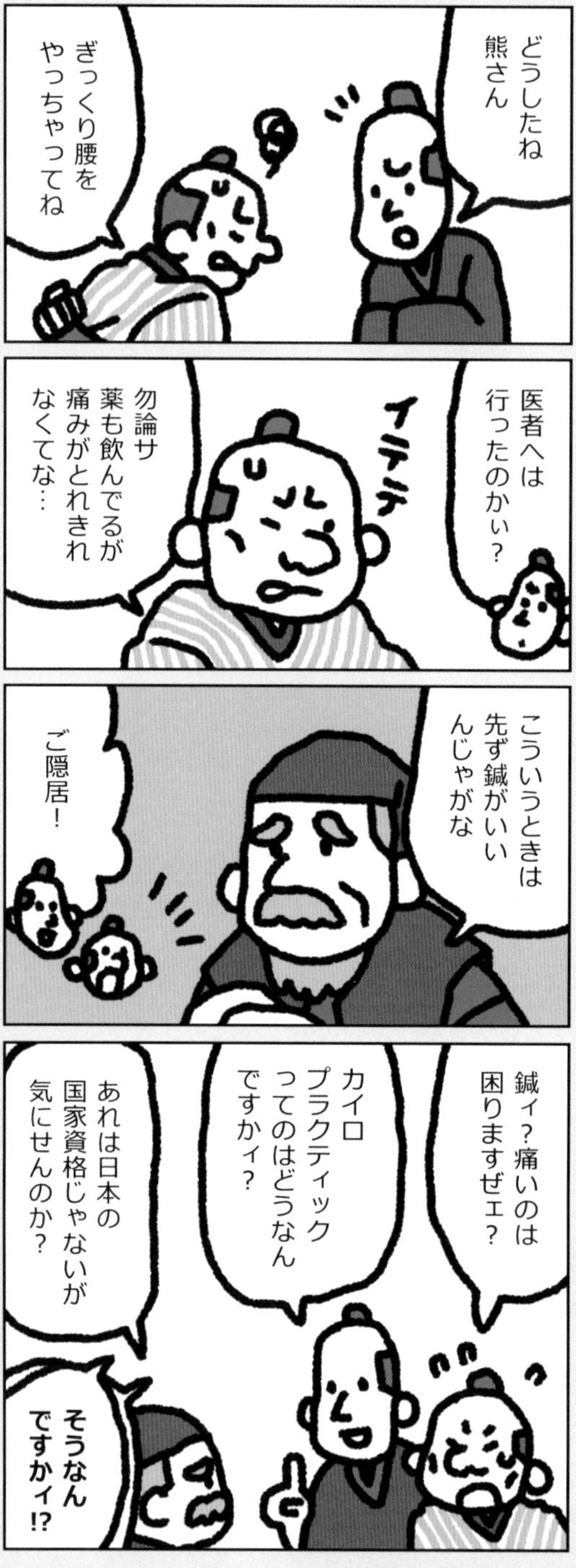
どうしたね熊さん
ぎっくり腰をやっちゃってね
医者へは行ったのかぃ?
イテテ
勿論サ薬も飲んでるが痛みがとれきれなくてな…
こういうときは先ず鍼がいいんじゃがな
ご隠居!
鍼ィ?痛いのは困りますぜェ?
カイロプラクティックってのはどうなんですかィ?
あれは国家資格じゃないが気にせんのか?
そうなんですかィ!?

「あん摩マッサージ指圧・はり・きゅう・柔道整復」といった医業類似行為を行うためにはそれぞれ３年以上の専門教育機関を卒業し国家資格の免許を受けることが義務付けられており、「あん摩マッサージ指圧・はり・きゅう・柔道整復」以外の医業類似行為については、「当該医業類似行為の施術が医学的観点から少しでも人体に危害を及ぼすおそれがあれば、人の健康に害を及ぼすおそれがあるものとして禁止処罰の対象となる」とされている（厚生省医務局長通知）。

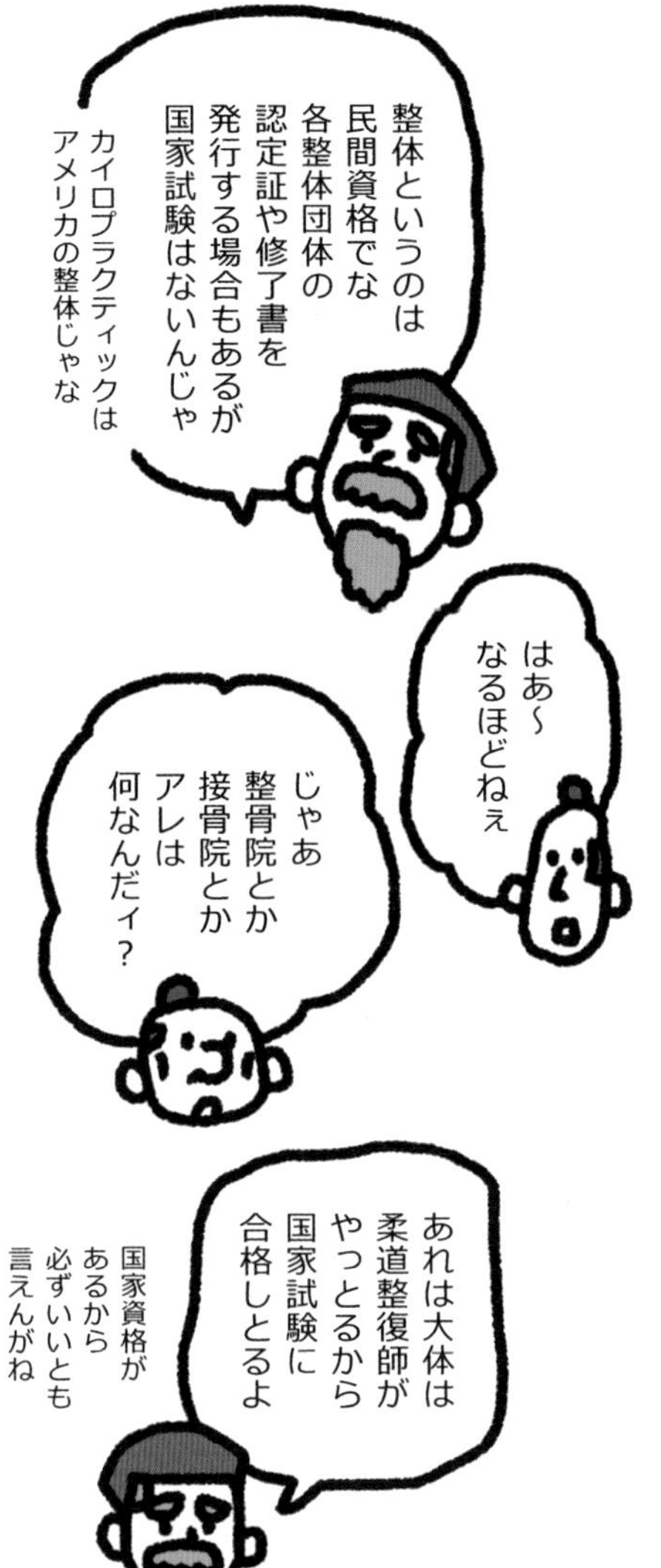
整体というのは民間資格でな 各整体団体の 認定証や修了書を 発行する場合もあるが 国家試験はないんじゃ
カイロプラクティックは アメリカの整体じゃな
はあ〜 なるほどねぇ
じゃあ 整骨院とか 接骨院とか アレは 何なんだィ？
あれは大体は 柔道整復師が やっとるから 国家試験に 合格しとるよ
国家資格が あるから 必ずいいとも 言えんがね

# 虚実の区別のできる術者を探すべし

1週間後、またまた熊さんと八つぁんが木かげで将棋をさしています。

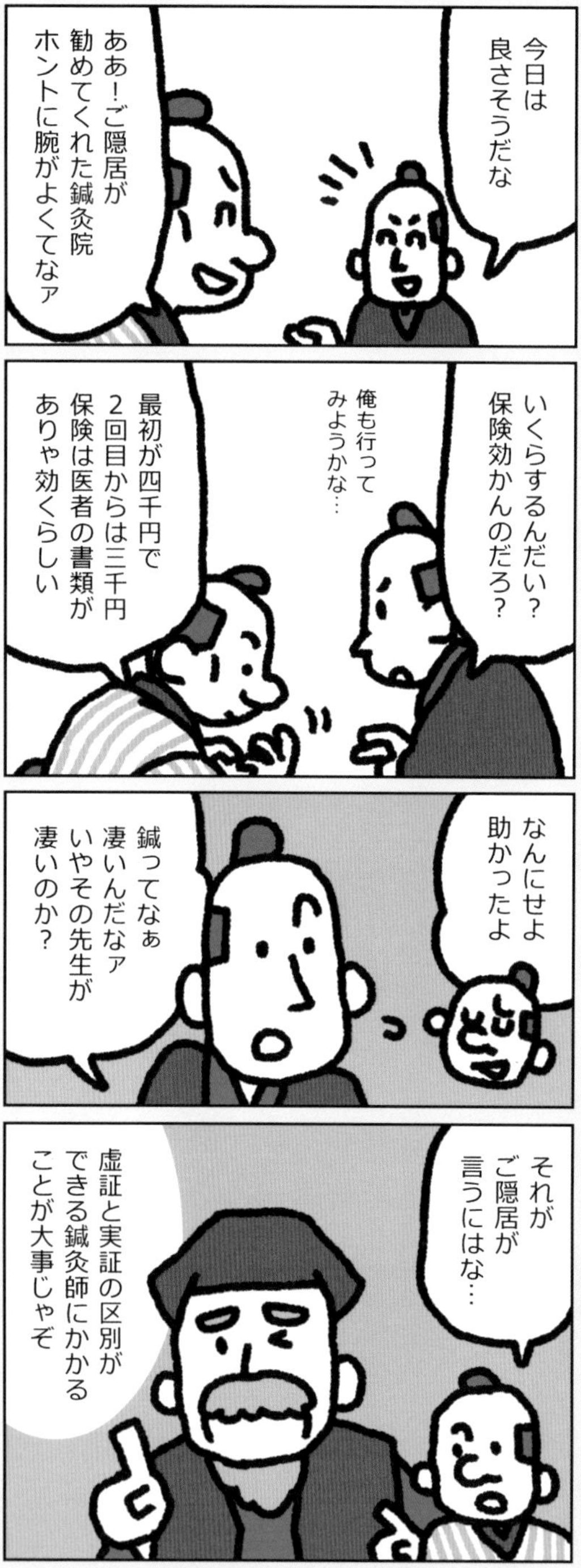
今日は良さそうだな
ああ！ご隠居が勧めてくれた鍼灸院ホントに腕がよくてなァ
いくらするんだい？保険効かんのだろ？
俺も行ってみようかな…
最初が四千円で2回目からは三千円保険は医者の書類がありゃ効くらしい
なんにせよ助かったよ
鍼ってなぁ凄いんだなァいやその先生が凄いのか？
それがご隠居が言うにはな…
虚証と実証の区別ができる鍼灸師にかかることが大事じゃぞ

## 虚証と実証の区別

患者をがっちりタイプの実証と、華奢なタイプの虚証に分けて、治療方針を異にすることである。実証には鍼刺激を多めにしてよい。虚証には鍼刺激は少なめにし、ときには灸や電熱で温める。鍼をやめて灸だけにすることもある。虚証と実証の区別を誤ると、症状が改善するどころか、悪化させることもある。これは鍼灸だけでなく、その他の代替医療全般にいえることである。一般に実証の治療は容易で、虚証の治療は困難な傾向にある。整体も鍼も本来は実証の治療である。本当の名人は虚証の治療ができる人である。

術者がこうした学習を積んでいるかどうかは看板だけではうかがいしれない。どのような患者にも常に同じ治療を施している場合は虚実の区別をしていない可能性がある。経験を積んだ術者であれば、基本的には一回目の治療で反応が悪ければ、2回目は治療方針を修正して虚実を考慮した何らかの工夫ができるはずである。勿論、難治例において、好転反応を得るのには、数回の施術は要するでしょう。

# 教育体制の不備

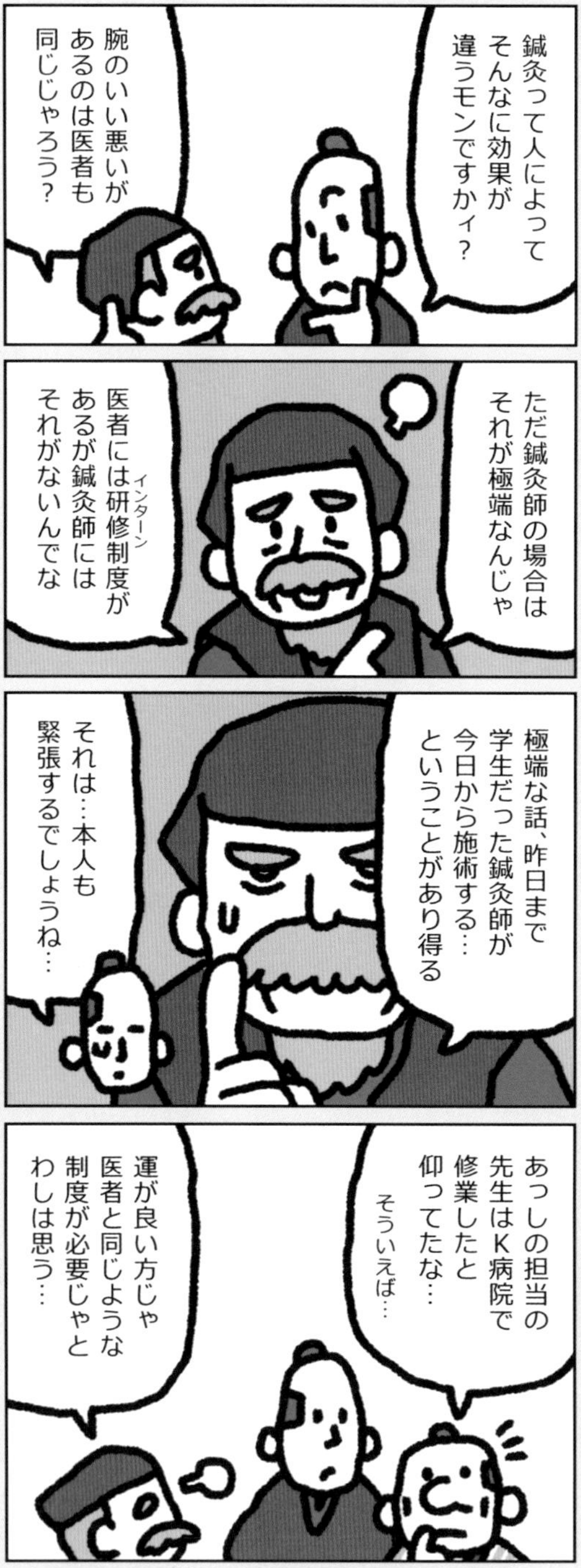
鍼灸って人によって
そんなに効果が
違うモンですかィ？
腕のいい悪いが
あるのは医者も
同じじゃろう？
ただ鍼灸師の場合は
それが極端なんじゃ
医者には研修制度《インターン》が
あるが鍼灸師には
それがないんでな
極端な話、昨日まで
学生だった鍼灸師が
今日から施術する…
ということがあり得る
それは…本人も
緊張するでしょうね…
あっしの担当の
先生はK病院で
修業したと
仰ってたな…
そういえば…
運が良い方じゃ
医者と同じような
制度が必要じゃと
わしは思う…

# 何故、鍼灸師によって効果が違うのでしょうか？

学校を卒業し国家試験に合格しても、すぐに社会で通用しないのは、どんな職業でも同じこと。必要なのは修行…研修です。例えば医者の場合、最近は臨床研修医制度の導入で、医療レベルの向上がはかられてきつつあります。

ところが鍼灸師には修行する場所がありません。弟子として受け入れてくれる奇特な指導者はそんなにいるものではなく、卒業してすぐに実地に出なければいけないのが現状なのです。信じられないかもしれませんが、鍼灸学校卒業生で実際に鍼灸師として活動しているのは半分にも満たないという話を聞きます。鍼灸は漢方薬と並ぶ、東洋医学の二大柱ともいうべき重要な治療法であるのに、何と勿体ないことでしょう。

何故鍼灸師にはインターンのような教育制度がないのでしょうか？これについては様々な意見がありますが、私は医業類似行為としての制度が続いているからだと思っています。江戸時代から鍼灸師は、あん摩マッサージ指圧師とともに、社会で認められてきたことはご存知でしょう。

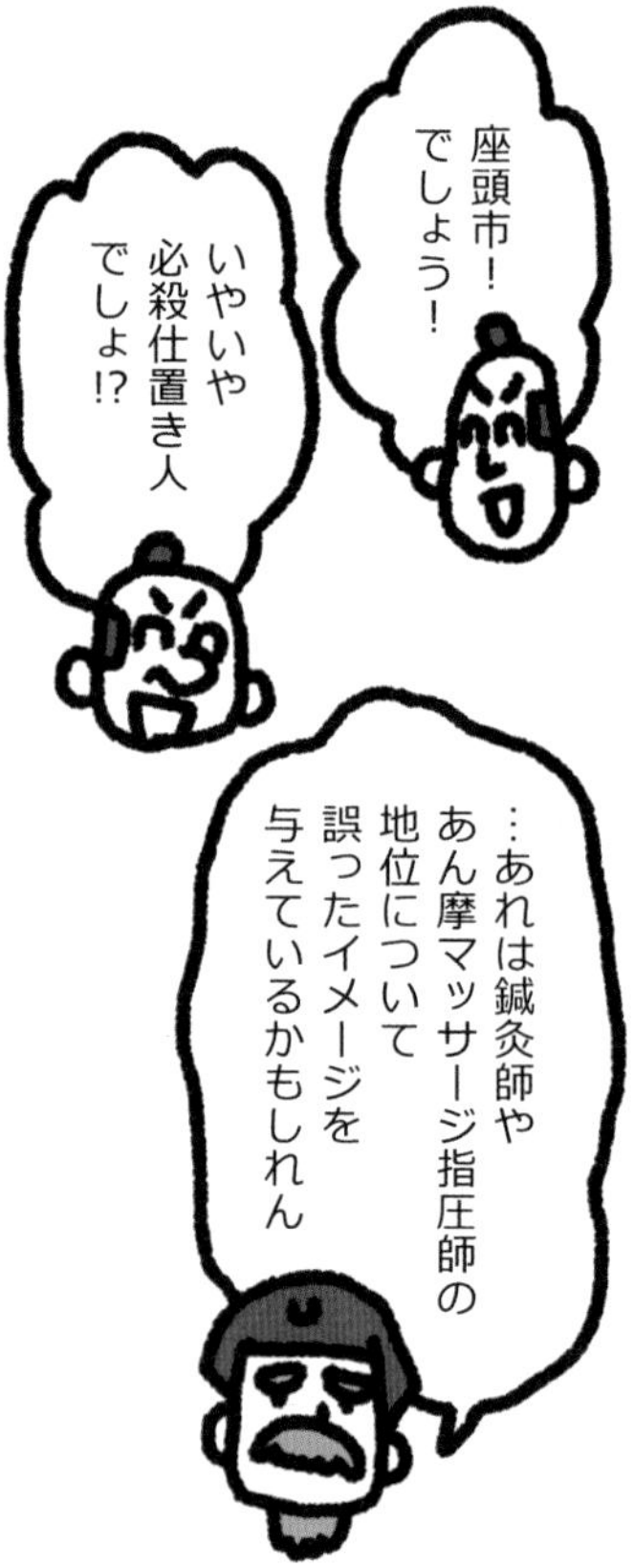
座頭市！でしょう！
いやいや必殺仕置き人でしょ!?
…あれは鍼灸師やあん摩マッサージ指圧師の地位について誤ったイメージを与えているかもしれん

第二次大戦後、日本を統括したＧＨＱは、戦前の悪しき文化を全て廃棄しようとしましたが、鍼灸・あん摩マッサージ師は、古くから視覚障害者が職業としてきたので、その存続を認めました。滅びなくて良かった…わけではありますが、現代は戦前のようなおおらかな時代ではありません。鍼とて症状を悪化させることはありえます。鍼灸師が訴訟されたら、ひとたまりもないでしょう。公的な医療行為とみなされていないが故に、研修制度が始まらないのです。

こうした中、鍼灸の主要な4つの団体（日本鍼灸師会、全日本鍼灸マッサージ師会、全日本鍼灸学会、東洋療法学校協会）が協力して設立した国民のための鍼灸医療推進機構では、二〇一四年より「鍼灸師卒後臨床研修」を開始し、終了認定者はネットで公開されています。総数は二〇一八年度で18名とまだ少ないのですが、鍼灸師の研修体制が今後、充実していくことが望まれます。

スウェーデンでは一般の医師が腰痛患者に鍼灸をすると聞きます。出産時の和痛処置にも鍼を積極的に活用し、妊婦の22％が利用しているそうです。外国でしているからよいというわけではありませんが、日本の医師にも医療費削減のために鍼灸を教えてあげるべきだと考えます。また虚実の区別のできる鍼灸師が医療のスタッフとして活躍できる場が増えてくれれば、治療効果の上昇とともに薬剤費の削減もできて、日本の医療の将来も明るいと思うのですが、いかがでしょう。

初出「建設の安全」11, 2008.

# あとがき

医療における養生には、禁煙禁酒など日々の生活の中で病気の予防を図ることと、病後の体力回復等治療としての二つの場合に分けて考えられがちです。漢方医学ではそうした区別を要さないことが、本書をお読みいただいた方にはおわかりかと存じます。

漢方治療の目的が陰陽虚実の調整にあることを思えば、養生こそが本質的な治療であり、薬はその補助的役割を担っているだけなのです。

近年、労働現場は、長時間を制限する枠の中で、より高い効率が求められており、ある意味ますます辛辣さを増しています。

仕事は自分の幸福のためにするものです。所属する企業、団体のためではありません。それぞれの職種に応じて、一定の修行は必要でしょうが、ご自分の健康を害してはいけません。

本書を手に取られた方々が、薬を用いずに、健康を維持するヒントを得ていただければ、筆者の望外の喜びとするところです。

令和元年5月28日

「労働安全衛生広報」（労働調査会）
「建設の安全 / 健康管理コーナー」（建設業労働災害防止協会）
著者寄稿記事を各発行組織より許諾を得て転載しています。

著者プロフィール
1955 年 8 月　東京生まれ
1981 年 3 月　千葉大学医学部卒業
1999 年 4 月　富山医科薬科大学和漢薬研究所 漢方診断学部門 特任教授
2001 年 4 月　鹿島労災病院メンタルヘルス・和漢診療センター長
2009 年 6 月　同 副院長
2014 年 4 月　東京女子医科大学附属東洋医学研究所 教授
2015 年 4 月　同 所長
2019 年 5 月　証クリニック総院長
東京女子医科大学附属東洋医学研究所 客員教授
日本医師会認定産業医（2001 年～）
現在に至る

働くひとのための養生と漢方

2019 年 5 月 28 日　第 1 版発行

著　者　　伊藤隆
発行者　　檜山幸孝

発行所　　株式会社 あかし出版
101-0052 東京都千代田区神田小川町 3-9
http://www.akashishuppan.com
総務部　939-8073 富山県富山市大町 2 区 1-7

© Takashi Ito 2019
ISBN 978-4-908740-08-4　　Printed in Japan